乳癌・胃癌 HER2病理診断 ガイドライン 第2版

Japanese Guidelines for HER2 Testing in Breast Cancer/Gastric Cancer, 2nd Edition

一般社団法人 日本病理学会 │ 編
The Japanese Society of Pathology

金原出版株式会社

■第2版 序文

　このたび，乳癌・胃癌 HER2 病理診断ガイドライン第2版が刊行された。第1版が世に出てから約5年ぶりの改訂である。HER2 検査は病理検体を用いて実施されるが，病理診断や術後病期分類などと同様，正しく行われていることが診療上の前提である。本ガイドラインは病理医，臨床検査技師が HER2 検査を適正に行うために，現時点で科学的に最も正しいとされている検体の扱い，検査手法，評価の仕方，精度管理について総合的に解説した HER2 検査の手引書である。当初，乳癌，胃癌においては国ごとに HER2 検査ガイドラインが作られていたが，乳癌では 2007 年に ASCO/CAP の HER2 検査ガイドラインが出版され，また，胃癌では 2016 年に胃・食道胃接合部腺癌に対する CAP/ASCP/ASCO による HER2 検査ガイドラインが出版された。その後はわが国でもこれらの国際標準に沿った HER2 検査が行われるようになっており，本ガイドラインは，最新の ASCO/CAP（あるいは CAP/ASCP/ASCO）ガイドラインの検査アルゴリズムを基本として作成されている。

　この5年で HER2 陽性乳癌の薬物療法は大きく変化し，手術可能な早期乳癌および進行・再発乳癌に対する薬剤の種類が増え，レジメンも開発されて治療成績の確実な向上がみられた。HER2 陽性胃癌においても抗 HER 療法についての多くの知見が蓄積されている。この間，出版された HER2 検査の文献だけでも相当の数に上り，これらの文献を緻密に吟味していく改訂作業は膨大であったと思われる。多忙な日常業務の合間に本ガイドラインの編集作業に関わっていただいた HER2 病理診断ガイドライン第2版策定ワーキンググループのメンバーの方々に謝意を表したい。さらには原稿の査読，最新情報の収集，資料の提供，出版などで協力いただいたすべての方に感謝申し上げる。

　本ガイドラインが，病理診断部門のみならず乳癌や胃癌の診療に関わる医師，薬剤師などの医療従事者，製薬会社や試薬メーカーなど多くの人々に広く活用されることを期待する。また，本ガイドラインに記載された共通知識がより適切な治療適応の決定や治療成績のさらなる向上につながり，学術の発展にも寄与して将来の人類の幸福の向上につながることを希求している。

2021 年 3 月

一般社団法人日本病理学会 理事長

北川　昌伸

一般社団法人日本病理学会 ガイドライン委員長

落合　淳志

胃癌・乳癌 HER2 病理診断ガイドライン第2版策定 WG 委員長

津田　　均

初版 序文

　分子生物学の発展に伴い，腫瘍細胞におけるシグナル伝達経路は細かく解明され，腫瘍の増殖やアポトーシスを担う分子が次々と同定された。従来，腫瘍に対する薬物療法は DNA 合成など細胞分裂に伴う過程を標的としていたが，腫瘍増殖のシグナル伝達経路を担う分子を標的とした薬剤の発見によって，新たな局面を迎えた。この分子標的薬剤は近年数多く開発されており，世界レベルで言えば 60 を超える薬剤が承認されている。この中でも，抗 HER2 療法は分子標的薬剤の中でも先駆的なものの一つで，乳癌に対する治療薬として国内で 2001 年に承認され，その後，胃癌に対する治療薬として 2011 年に承認されている。

　抗 HER2 療法の適応決定のためには，病理標本における適切な HER2 病理診断が不可欠である。日本病理学会では，2011 年 11 月に精度管理委員会によって「乳癌における HER2 病理組織標本作製および病理診断のガイドライン」を，また同時に「胃癌における HER2 病理組織標本作製および病理診断のガイドライン」を作成している。この度，これら先行のガイドラインの骨子を継承しつつ，新たにガイドライン委員会にて Clinical Question 形式をとった「乳癌 HER2 ガイドライン」「胃癌 HER2 ガイドライン」を作成した。図表なども一新して，より実践的なガイドラインを目指している。乳癌ガイドラインは，増田しのぶ先生に推薦いただいた坂谷貴司先生，小塚祐司先生，吉田正行先生に執筆いただき，胃癌ガイドラインは鬼島宏先生に推薦いただいた和田了先生，平林健一先生，大池信之先生に執筆いただいた。増田先生，鬼島先生はともに 2011 年に発行された先行のガイドライン作成の主要メンバーである。

　新たに作成した胃癌 HER2 ガイドラインは 2015 年 4 月に，乳癌 HER2 ガイドラインは 2015 年 11 月に理事会で承認され，いずれも病理学会のホームページからダウンロードできる。この度，日々の手引きとして利用していただくことを想定し，冊子体でも出版することとした。是非，活用していただきたい。

2015 年 11 月

日本病理学会理事長

深山　正久

日本病理学会ガイドライン委員長

森井　英一

乳癌・胃癌 HER2 病理診断ガイドライン第 2 版策定ワーキンググループ

（五十音順）

委員長　　津田　　均　　（防衛医科大学校病態病理学）

▌乳癌 HER2 サブワーキンググループ

委員長　　津田　　均　　（防衛医科大学校病態病理学）
委員　　　秋山　　太　　（医療法人社団正診会 乳腺病理診断科 正診会クリニック）
　　　　　黒住　昌史　　（亀田メディカルセンター乳腺科・病理）
　　　　　小塚　祐司　　（三重大学医学部附属病院診断科）
　　　　　坂谷　貴司　　（日本医科大学付属病院病理診断科）
　　　　　笹野　公伸　　（東北大学大学院医学系研究科医科学専攻病理診断学分野）
　　　　　杉山　迪子　　（防衛医科大学校病院検査部）
　　　　　堀井　理絵　　（埼玉県立がんセンター病理診断科）
　　　　　増田しのぶ　　（日本大学医学部病態病理学系腫瘍病理学分野）
　　　　　吉田　正行　　（国立がん研究センター中央病院病理診断科）

▌胃癌 HER2 サブワーキンググループ

委員長　　九嶋　亮治　　（滋賀医科大学医学部病理学講座）
委員　　　阿部　浩幸　　（東京大学大学院医学系研究科人体病理学・病理診断学）
　　　　　牛久　哲男　　（東京大学大学院医学系研究科人体病理学・病理診断学）
　　　　　河内　　洋　　（がん研究会・がん研究所／がん研有明病院病理部）
　　　　　桑田　　健　　（国立がん研究センター東病院遺伝子診療部門）
　　　　　山本智理子　　（がん研究会・がん研究所／がん研有明病院病理部）
　　　　　吉田　正行　　（国立がん研究センター中央病院病理診断科）

病理診療ガイドライン委員長
　　　　　落合　淳志　　（国立がん研究センター先端医療開発センター）

目 次

I　乳癌 HER2 病理診断ガイドライン

Ⅱ 胃癌 HER2 病理診断ガイドライン

I

乳癌 HER2 病理診断ガイドライン

はじめに

　「乳がん HER2 検査ガイド」は，トラスツズマブ（ハーセプチン®）の本邦への導入を機に，2000 年 7 月に組織された乳がん HER2 検査病理部会（旧乳癌トラスツズマブ病理部会）が，当時最も標準と思われる HER2 検査の指針として，病理医，臨床医向けに作成したものである。2001 年に免疫組織化学（IHC）法のみの「乳癌 HER2 検査ガイド 第 1 版」が製薬会社や試薬メーカー主導で発刊された。その後，科学の進歩，また医療を取り巻く環境の変化に応じて随時見直しが図られ，2002 年には IHC 法と *in situ* ハイブリダイゼーション（ISH）法が出揃った形での第 2 版が，2008 年には前年に公表された American Society of Clinical Oncology/American College of Pathologists（ASCO/CAP）ガイドライン 2007 に準拠した形で第 3 版が，さらに 2014 年には前年に改訂された ASCO/CAP ガイドライン 2013 に準じた形で第 4 版が，それぞれ作成された。一方で，日本病理学会からも 2015 年 12 月に臨床検査技師および病理医を対象とした実践的ガイドラインとして，乳癌と胃癌を合わせた「胃癌・乳癌 HER2 病理診断ガイドライン 第 1 版」が発行された。

　ASCO/CAP ガイドライン 2013 は，より多くの方々が抗 HER2 療法の恩恵を受けられるようなアルゴリズムに工夫されていたが，一方で，従来は IHC 1+（陰性）とすべき基準が 2+（未確定，equivocal）に含まれていたり，IHC 法と ISH 法の双方を行っても陽性，陰性が判定できないケースが生じたりしていた。これらの点の修正とともに，その後集積された臨床試験，臨床研究の成果を取り込み，2018 年に ASCO/CAP ガイドラインが再改訂された。今回，この再改訂に対応して，本ガイドラインの改訂を行うこととなった。昨今，利益相反の観点から，ガイドライン作成にかかわる者と関連企業との関係の透明性が重視されるようになり，今回は，「乳癌 HER2 検査ガイド」の従来の体裁をできるだけ保ちながら，日本病理学会編集の HER2 病理診断ガイドライン第 2 版として，再び胃癌と共同で発行する運びとなった。

　上述のように本ガイドラインは，科学の進歩や医療を取り巻く環境の変化に対応して改訂されている。今般改訂された日本乳癌学会による乳癌診療ガイドラインにおいても，ASCO/CAP ガイドライン 2018 に準拠した HER2 病理診断が推奨されている。したがって，今日の評価方法のグローバルスタンダードは，各体外診断用医薬品が承認された当時の添付文書の評価方法とは異なる場合があり得る。検査を実施される施設の方々には，添付文書通りに行われていれば検査受託施設としては問題ないという立場ではなく，ぜひともグローバルスタンダードに準拠した直近のガイドラインに沿って HER2 病理診断を行っていただくようお願い申し上げる。

　本ガイドラインに基づき適正な検査が実施され，多くの方々が正しい治療の恩恵に与れることを切に希望するものである。

日本病理学会 乳癌 HER2 サブワーキンググループ

1. 乳癌 HER2 病理診断ガイドラインの改訂概要

1) HER2 検査のアルゴリズム

　HER2 検査は原則として浸潤癌を対象とする。ASCO/CAP ガイドライン 2018 に準拠し，以下のアルゴリズムに基づき抗 HER2 薬の治療対象症例を選択する[1]。HER2 検査には免疫組織化学（immunohistochemistry：IHC）法と *in situ* ハイブリダイゼーション（*in situ* hybridization：ISH）法があり，多くの施設ではコストのより低い IHC 法が最初に行われ，結果が未確定（equivocal）※（2＋）であった場合には最終判定を保留し，自動的に ISH 法が実施される（図 1-1）。IHC 2＋の場合に行われる ISH 法の結果は通常，グループ 1 かグループ 5 であるが，まれな ISH の結果（グループ 2，3，4）が得られたときには，IHC 法検査結果に，より重きを置いて解釈することが推奨されている（図 1-2～1-5）。

　最初から ISH 法が実施される施設もあり，その場合も図 1-2 のアルゴリズムに基づいて検査を行う。

　IHC 法における適切な染色強度の評価は重要であり，不正確な強度の評価は IHC 法と ISH 法の結果不一致の原因となる。

※ equivocal：腫瘍自体の不確実な性質を表すだけでなく判定者側の立場も表す「未確定」，あるいは「不確定」という和訳が望ましいと考え，本ガイドラインでは「未確定」の和訳を用いた。

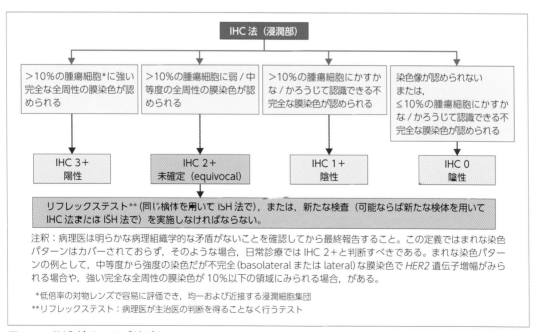

図 1-1　IHC 法のアルゴリズム

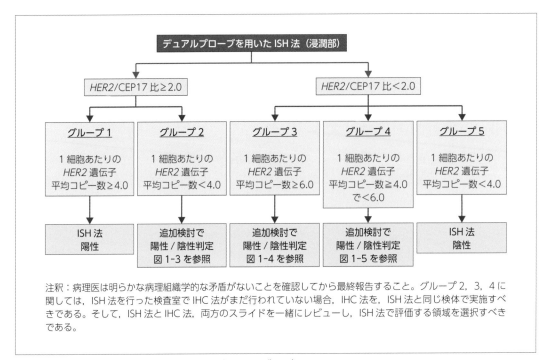

図 1-2　デュアルプローブを用いた ISH 法のアルゴリズム

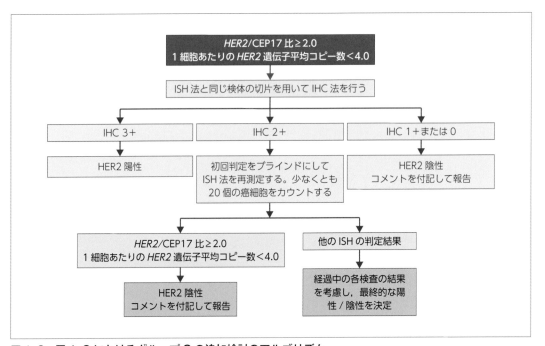

図 1-3　図 1-2 におけるグループ 2 の追加検討のアルゴリズム

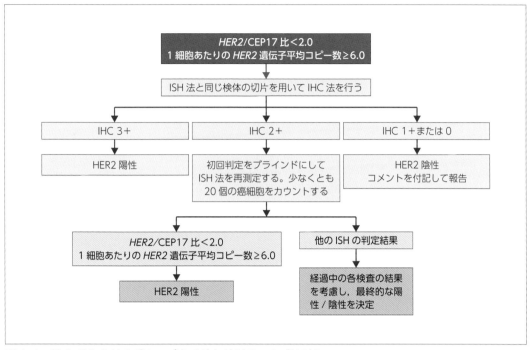

図 1-4　図 1-2 におけるグループ 3 の追加検討のアルゴリズム

Wolff AC et al: J Clin Oncol Vol.36(20), 2018: 2105-22.

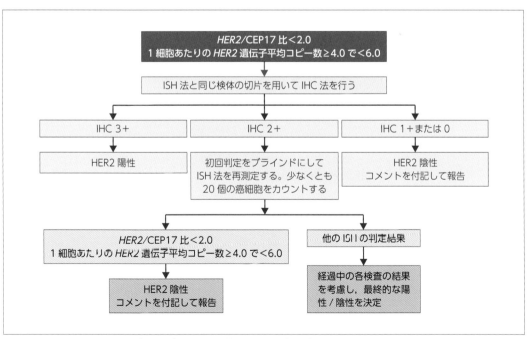

図 1-5　図 1-2 におけるグループ 4 の追加検討のアルゴリズム

Wolff AC et al: J Clin Oncol Vol.36(20), 2018: 2105-22.

2) アルゴリズムの解説

①主な改訂点（表1-1 参照）[1-3]

・IHC法，デュアルプローブを用いたISH法，シングルプローブを用いたISH法，いずれにおいても，病理医は明らかな病理組織学的な矛盾がないことを確認してから最終報告すべきである。HER2検査が適切に行われていない可能性を示唆する病理組織像について表1-2に示す。

・IHC 3＋の定義は，ASCO/CAP ガイドライン 2013 と同様である。

・IHC 2＋を，弱～中等度の全周性の膜染色が10％を超える場合とする。すなわち，2＋の定義から，「不完全な」と「強い完全な全周性の膜染色が認められる領域が浸潤巣の10％以下の領域を占める場合」の文言が削除された。しかし，注釈に，ごくまれな染色パターンであるところの「中等度から強度の染色だが不完全（basolateral または lateral）な膜染色で *HER2*

表1-1 ASCO/CAP ガイドライン 2018 判定基準の改訂点[1-3]

判定結果	判定基準の改訂点	
	IHC 法（浸潤部）	ISH 法（浸潤部）
陽性	3＋：強い完全な全周性の膜染色が認められる＞10％	・*HER2*/CEP17 比≧2.0 かつ *HER2* 遺伝子平均コピー数≧4.0 ・*HER2*/CEP17 比≧2.0 かつ *HER2* 遺伝子平均コピー数＜4.0 かつ IHC 3＋ ・*HER2*/CEP17 比＜2.0 かつ *HER2* 遺伝子平均コピー数≧6.0 かつ IHC 3＋ ・*HER2*/CEP17 比＜2.0 かつ *HER2* 遺伝子平均コピー数≧6.0 かつ IHC 2＋で，ISH 法の再検結果が初回と同じ場合 ・*HER2*/CEP17 比＜2.0 かつ *HER2* 遺伝子平均コピー数≧4.0 で＜6.0 かつ IHC 3＋
未確定（equivocal）	2＋：弱／中等度の全周性の膜染色が認められる＞10％ ただし，注釈あり。	なし
陰性	1＋：かすかな／かろうじて認識できる不完全な膜染色が認められる＞10％ 0：染色像が認められない または かすかな／かろうじて認識できる不完全な膜染色が認められる≤10％	・*HER2*/CEP17 比＜2.0 かつ *HER2* 遺伝子平均コピー数＜4.0 ・*HER2*/CEP17 比≧2.0 かつ *HER2* 遺伝子平均コピー数＜4.0 かつ IHC 1＋または 0 ・*HER2*/CEP17 比≧2.0 かつ *HER2* 遺伝子平均コピー数＜4.0 かつ IHC 2＋で，ISH 法の再検結果が初回と同じ場合 ・*HER2*/CEP17 比＜2.0 かつ *HER2* 遺伝子平均コピー数≧6.0 かつ IHC 1＋または 0 ・*HER2*/CEP17 比＜2.0 かつ *HER2* 遺伝子平均コピー数≧4.0 で＜6.0 かつ IHC 1＋または 0 ・*HER2*/CEP17 比＜2.0 かつ *HER2* 遺伝子平均コピー数≧4.0 で＜6.0 かつ IHC 2＋で，ISH 法の再検結果が初回と同じ場合
判定不能	IHC 法，ISH 法いずれの検査も技術的な問題で実施できない または 陽性，equivocal，陰性を判定できない場合	

HER2/CEP17 比≧2.0 かつ *HER2* 遺伝子平均コピー数＜4.0 かつ IHC 2＋，または，*HER2*/CEP17 比＜2.0 かつ *HER2* 遺伝子平均コピー数≧6.0 かつ IHC 2＋，または，*HER2*/CEP17 比＜2.0 かつ *HER2* 遺伝子平均コピー数≧4.0 で＜6.0 かつ IHC 2＋の場合で，ISH 法の再検結果が初回と異なる場合は，経過中の各検査の結果を考慮し，最終的な HER2 陽性／陰性を決定する。この場合の最終判定手順は施設内で取り決めておくべきである（CQ4-11）。

表 1-2　HER2 検査が適切に行われていない可能性を示唆する病理組織像[1]

HER2 検査結果が偽陰性あるいは偽陽性の可能性を考慮する基準

HER2 陰性で下記の病理組織像を示す場合は，新規の HER2 検査を行うべきでない。
　組織学的グレード 1 で以下の組織型を示す場合
　　ER 陽性かつ PgR 陽性の浸潤性乳管癌
　　ER 陽性かつ PgR 陽性の浸潤性小葉癌
　　管状癌（少なくとも 90% の領域が純型）
　　粘液癌（少なくとも 90% の領域が純型）
　　篩状癌（少なくとも 90% の領域が純型）
　　腺様嚢胞癌（少なくとも 90% の領域が純型）でしばしばトリプルネガティブ乳癌

HER2 陽性で下記の病理組織像を示す場合は，新規の HER2 検査を行うべきである。
　組織学的グレード 1 で以下の組織型を示す場合
　　ER 陽性かつ PgR 陽性の浸潤性乳管癌
　　ER 陽性かつ PgR 陽性の浸潤性小葉癌
　　管状癌（少なくとも 90% の領域が純型）
　　粘液癌（少なくとも 90% の領域が純型）
　　篩状癌（少なくとも 90% の領域が純型）
　　腺様嚢胞癌（少なくとも 90% の領域が純型）でしばしばトリプルネガティブ乳癌

原発巣針生検検体での HER2 検査が陰性で，下記の所見のうち 1 つが観察される場合は，切除検体での HER2 検査を考慮<u>してもよい</u>。
　　組織学的グレード 3
　　針生検検体にみられる浸潤巣の量が少ない場合
　　針生検検体にみられた癌とは異なる形態を示す高異型度の癌が切除検体にみられた場合
　　針生検検体での HER2 検査（IHC と ISH 両方）の結果が未確定（equivocal）であった場合
　　針生検検体の取扱いが不適切な可能性がある場合（虚血時間が長い，固定時間が短い，推奨された固定液でない）
　　針生検検体の HER2 検査が不適切で陰性と診断された可能性がある場合

遺伝子増幅がみられる場合や強い完全な全周性の膜染色が 10% 以下の領域にみられる場合は，このアルゴリズムでカバーされておらず，日常診療では 2＋ と判定すべきである」と記載されている。
・ISH 法を実施する際には，IHC 法のスライドを一緒にレビューし，ISH 法で評価する領域を選択することが推奨される。
・ISH 法では，シングルプローブではなくデュアルプローブを用いることが推奨される。
・デュアルプローブを用いた ISH 法を行えば，最終的に陽性/陰性が確定できるアルゴリズムに改訂された。
・デュアルプローブを用いた ISH 法のグループ 2，3，4 では ISH 法と IHC 法の結果を相補的に用い，HER2 の陽性/陰性判定を行う。
・グループ 2（*HER2*/CEP17 比≧2.0 かつ *HER2* 遺伝子平均コピー数 <4.0 の症例）およびグループ 4（*HER2*/CEP17 比<2.0 かつ *HER2* 遺伝子平均コピー数≧4.0 で<6.0 の症例）は，ISH 法と同じ検体の切片を用いて IHC 法を行い，IHC 3＋ ならば HER2 陽性，1＋ または 0 ならば HER2 陰性（コメントを付記）と報告する。2＋ の場合は，初回判定をブラインドにして ISH 法を再測定（最低 20 個）し，同様の結果であれば **HER2 陰性**（コメントを付記），他の結果であれば経過中の検査結果を考慮し最終的な陽性/陰性判定を行う。

・グループ 3（*HER2*/CEP17 比＜2.0 かつ *HER2* 遺伝子平均コピー数≧6.0 の症例）は，ISH 法と同じ検体の切片を用いて IHC 法を行い，IHC 3＋ならば HER2 陽性，1＋または 0 ならば HER2 陰性（コメントを付記）と報告する。2＋の場合は，初回判定をブラインドにして ISH 法を再測定（最低 20 個）し，同様の結果であれば **HER2 陽性**，他の結果であれば経過中の検査結果を考慮し最終的な陽性/陰性判定を行う。

・グループ 2, 3, 4 において IHC 2＋で，ISH 法の再測定結果が初回と異なるグループとなった場合は，最終分類決定のための施設内手順に従うべきとされている（CQ4-11）。

② ASCO/CAP ガイドライン改訂の背景

ASCO/CAP ガイドライン 2013 では，IHC 2＋が，不完全および/または弱〜中等度の全周性の膜染色がみられる領域が 10％を超える場合，または，強い完全な全周性の膜染色がみられる領域が 10％以下の領域を占める場合，と定義されていた[2]。2＋に「不完全な」という文言が追加されていた理由は，ある種のまれな癌（間質浸潤巣に腺腔形成がみられる浸潤性乳癌や浸潤性微小乳頭癌）の一部で，*HER2* 遺伝子増幅と中等度〜強度の膜染色がみられるにもかかわらず，分泌縁側の細胞膜の HER2 発現が低下することが報告されたためであった[2]。また，10％以下の浸潤癌細胞に強い完全な全周性の膜染色がみられる症例を 2＋と評価するようになった理由は，HER2 発現の腫瘍内不均一性がみられる症例を，たとえ HER2 陽性成分が狭い範囲であっても拾い上げて，抗 HER2 薬を投与できるようにするためであった。

しかしながら，ASCO/CAP ガイドライン 2013 に対し，Rakha らがこのような不均一 HER2 発現の乳癌に対して抗 HER2 薬が有効というエビデンスはない，と異議を唱え，また「不完全および/または全周性の染色」という用語上の矛盾性を指摘した[4]。それを受けて，2＋の定義が「弱/中等度の全周性の膜染色＞10％」と変更され，またその図の説明に，「この定義ではまれな染色パターンはカバーされておらず，そのような場合，日常診療では IHC 2＋と判定すべきである。まれな染色パターンの例は中等度〜強度の染色だが不完全（basolateral または lateral）な膜染色で *HER2* 遺伝子増幅がみられる場合（浸潤性微小乳頭癌）や，強い完全な全周性の膜染色が 10％以下の領域にみられる場合である。」と記載された[3]。

ISH 法で *HER2* 遺伝子増幅の有無を判定する指標は，*HER2* 遺伝子シグナル総数/CEP17 シグナル総数比と，1 細胞あたりの *HER2* 遺伝子の平均コピー数である。17 番染色体数の異常（ISH 法では CEP17 シグナル数の増加または減少）がある腫瘍では，*HER2*/CEP17 比による診断と *HER2* 遺伝子の平均コピー数による診断が一致しない場合があることが報告されていた。このため，ASCO/CAP ガイドライン 2013 のデュアルプローブを用いた ISH 法では，*HER2*/CEP17 比と *HER2* 遺伝子の平均コピー数両方を評価して，*HER2* 遺伝子増幅の有無を判定するアルゴリズムが推奨された[2]。しかし，このアルゴリズムに関して，以下の 2 点が問題となった。第一は，ISH 法の未確定（equivocal）判定を最終的に陽性/陰性に分ける方法が明示されていないため，HER2 未確定と最終判定される腫瘍，すなわち，抗 HER2 薬の適応が決定できない患者が増加したことである。

第二は，アルゴリズムの 3 つのまれな診断カテゴリー（グループ 2, 3, 4）の判定が，臨床

的に適切かどうかが不明であったことである。例えば，*HER2*/CEP17 比≧2.0 かつ *HER2* 遺伝子平均コピー数＜4.0 の腫瘍（グループ 2）では CEP17 シグナル数が減少しており，17 番染色体モノソミー（通常 1 対 2 本ある染色体が 1 本しかないこと）の可能性がある。このグループの頻度は，0.4〜3.7％と幅があるものの，低いと報告されており，このグループにおける抗 HER2 薬の治療効果に関するエビデンスは限られている。術後トラスツズマブ治療に関する初期の臨床試験では，このグループの患者はランダムにトラスツズマブ治療群に割り付けられており，予後改善効果ははっきりしなかった。しかし，数が少なく明確な結論は出ていない。

　HER2/CEP17 比＜2.0 かつ *HER2* 遺伝子平均コピー数≧6.0 の腫瘍（グループ 3）では CEP17 シグナル数が増加しており，17 番染色体ポリソミー（通常 1 対 2 本ある染色体が 3 本以上あること）の可能性がある。このグループの頻度は，0.4〜3.0％と幅があるものの，低いと報告されている。このグループで HER2 蛋白過剰発現がみられない患者は，術後トラスツズマブ治療に関する初期の臨床試験の対象になっていないため，抗 HER2 薬の治療効果に関するデータは不十分である。

　HER2/CEP17 比＜2.0 かつ *HER2* 遺伝子平均コピー数≧4.0 で＜6.0 の腫瘍（グループ 4）では CEP17 シグナル数がやや増加しており，17 番染色体ポリソミーの可能性がある。このグループは，ASCO/CAP ガイドライン 2013 では未確定（equivocal）と判定され，その頻度は 1.9〜14.9％と報告されている。このグループで HER2 蛋白過剰発現がみられない場合は，術後トラスツズマブ治療に関する初期の臨床試験の対象になっていないため，抗 HER2 薬の治療効果は不明である。

　2013 年の改訂により，2007 年の基準に比べて HER2 陽性率が上昇したという報告や，HER2 検査の正確度が上昇したという報告がみられた[5, 6]。一方，改訂による HER2 陽性率上昇への関与は少ないという論文が出された。むしろ，本来 1＋とされるべき症例が 2＋と診断されるようになり equivocal 症例が増えたこと，ISH 法による再検率増加により，検査結果が出るまでの時間が長くなり，検査費用もかさむようになったことなどが問題点として指摘されていた[7-10]。

　Shah らは 2007 年，2013 年の ASCO/CAP ガイドライン改訂に伴う IHC 2＋乳癌における *HER2* ISH（FISH）陽性率の差異を調査し，ASCO/CAP ガイドライン 2007 の基準下では FISH 陽性率は 9.4％であったが，ASCO/CAP ガイドライン 2013 改訂後は 24.1％に上昇したことを報告した[8]。ASCO/CAP ガイドライン 2013 の基準下で，IHC 2＋全体の 14.2％（n＝405）が当初 FISH 未確定（equivocal）であり，引き続き他の FISH プローブで再検査を行った結果，212 名が FISH 陽性，36 名が FISH 陰性，残る 157 名（全体の 5.5％）は未確定のままであった，としている。これらの患者については臨床試験の対象に入っていないため抗 HER2 治療への反応性は不明であった。

　ASCO/CAP ガイドライン 2018 では，IHC 2＋の定義が当初の比較的厳密な基準に戻されるとともに，ISH 法の評価においてはグループ 2，3，4 の扱いについて，これまでのエビデンスに基づいて可能な限り陰性，陽性の最終判定が可能となるような IHC の結果を考慮したアルゴリズムへと変更された[11]。このことにより HER2 未確定と最終判定されることはほとんどなくなると思われる。

2. HER2 と抗 HER2 薬について

1) HER2 (human epidermal growth factor receptor type 2) とは

　HER2 遺伝子（*HER2/neu*, c-*erb*B-2）は，ヒト上皮増殖因子受容体（*EGFR*）遺伝子と類似の構造を有する癌遺伝子である。*HER2* 遺伝子のコードする HER2 蛋白は細胞膜を貫通する受容体型糖蛋白で，チロシンキナーゼ活性を示し，Ras/Raf などを経たシグナル伝達経路を介して細胞の増殖・分化に関与している（図 2-1）[12]。

　ヒト浸潤性乳管癌の 15～25% に *HER2* 遺伝子増幅または蛋白過剰発現が認められ，これらの患者は予後不良で，HER2 は長年予後不良因子として認識されていた。しかし，奏効を示す抗 HER2 療法の出現により，現在は HER2 の予後因子としての意義よりも効果予測因子としての意義が重要視されている。

　　予後因子：病気のある時点からの予後を推測するための因子（prognostic factor）

　　効果予測因子：特定の治療に対する治療効果を予測する因子（predictive factor）

① HER ファミリーの構成

　HER ファミリーは HER1（EGFR, ErbB1），HER2（ErbB2），HER3（ErbB3），HER4（ErbB4）からなる増殖因子受容体群で，同じ受容体同士でホモ二量体（ホモダイマー），あるいは異なる受容体同士でヘテロ二量体（ヘテロダイマー）を形成する。ダイマーが形成されるとチロシンリン酸化が起こり，増殖シグナルを下流の細胞内のシグナル伝達経路に伝える。HER1，3，4 はリガンドが結合することにより二量体形成が可能であるが，HER2 のみはリガンドがなくて

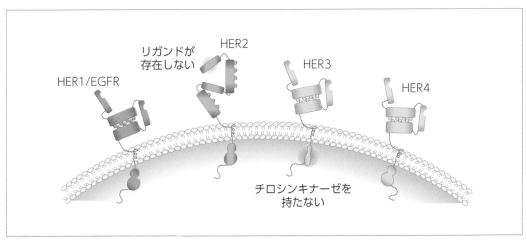

図 2-1　HER ファミリーの模式図
HER ファミリーは HER1，HER2，HER3，HER4 からなり，いずれも細胞膜を貫通する受容体型蛋白で，細胞外ドメイン（領域），膜貫通ドメイン，細胞内ドメインから構成される[12]。　　　　　（提供：中外製薬株式会社）

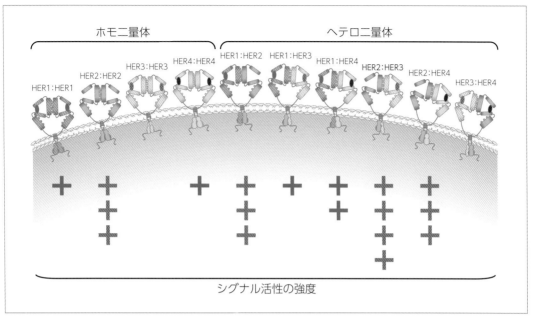

図 2-2　HER ファミリーが形成する二量体別のシグナル強度の模式図

HER2 同士のホモ二量体, HER2 と HER3, HER1 と HER2, あるいは HER2 と HER4 とのヘテロ二量体のシグナル活性が強い[13]。　　　　　　　　　　　　　　　　　　　　　　　　　　　　　　　（提供：中外製薬株式会社）

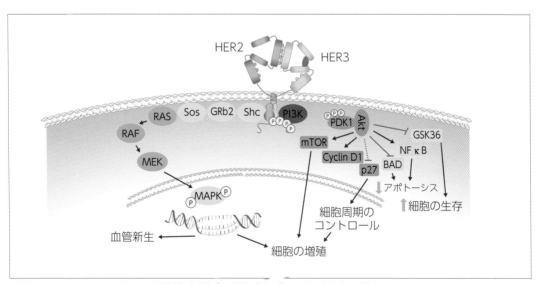

図 2-3　HER ファミリーの二量体形成と細胞増殖シグナルの活性化の模式図

HER2-HER3 ヘテロ二量体を想定した模式図[12, 14-18]。HER1, 3, 4 はリガンドが結合することにより二量体形成が可能であるが, HER2 のみはリガンドがなくても常に二量体形成が可能である。これらの二量体形成により下流に位置する RAS/RAF/MEK/MAPK 経路や PI3 キナーゼ（PI3K）/Akt 経路が活性化され, 細胞増殖が促進される。

（提供：中外製薬株式会社）

も常に二量体形成が可能である（図 2-2）[13]。これらの二量体形成により下流に位置する RAS/
RAF/MEK/MAPK 経路や PI3 キナーゼ（PI3K）/Akt 経路が活性化され, 細胞増殖が促進される（図 2-3）[12, 14-18]。

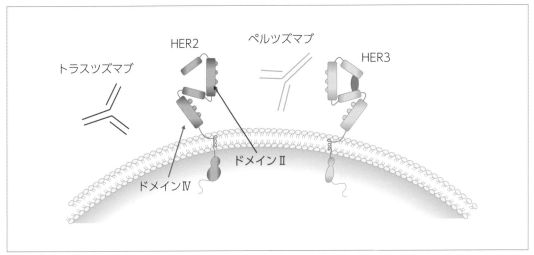

図 2-4　HER2 細胞外ドメインの構造とトラスツズマブ, ペルツズマブの結合部位の模式図
トラスツズマブはドメインⅣに結合し直接 HER2 を阻害する。ペルツズマブはドメインⅡに結合し, HER2 と HER1, HER3 あるいは HER4 とのヘテロ二量体形成を阻害する。このようにトラスツズマブとペルツズマブは HER2 受容体の異なる部位に結合し, 異なる作用メカニズムを示すと考えられる[18-23]。　　　　　　（提供：中外製薬株式会社）

2) 抗 HER2 薬の種類

①トラスツズマブ Trastuzumab

　トラスツズマブは, 最初に臨床応用された抗 HER2 薬であり, HER2 細胞外ドメイン第Ⅳ部分に結合する単クローナル抗体である[24]（図 2-4）。1998 年に米国食品医薬品局（FDA）により認可され, わが国では 2001 年 6 月に薬価収載されている。現在, わが国で承認されているトラスツズマブの効能・効果は「HER2 過剰発現された乳癌」および「HER2 過剰発現が確認された治癒切除不能な進行・再発の胃癌」である。

　HER2 陽性乳癌に対するトラスツズマブの術後療法の有効性は, HERA 試験[25], NSABP B-31 試験[26], NCCTG N9831 試験[27], BCIRG006 試験[28] で示された。術後治療としてアンスラサイクリン系・タキサン系の両薬剤を用いた化学療法やドセタキセル, カルボプラチン同時併用療法に, 1 年間のトラスツズマブの追加投与が行われた患者では投与の行われなかった患者に比べて予後の改善が認められた。また, 8 つの臨床試験からの 10,000 例以上のデータを利用した大規模なメタアナリシス[29] の結果では, トラスツズマブの上乗せで, 無病生存期間（disease-free survival：DFS）がハザード比 0.60〔95％信頼区間（confidence interval：CI）0.50-0.71〕, 全生存期間（overall survival：OS）がハザード比 0.66（95％ CI 0.57-0.77）といずれも有意な改善が示された。

　HER2 陽性転移・再発乳癌においては, Pivotal trial[30] の結果, 化学療法へのトラスツズマブ追加の有効性が明らかとなり, トラスツズマブを含む薬物療法が標準治療となっている。また, コクランライブラリーによる全身療法のメタアナリシス[31] では, トラスツズマブを含む治療群の奏効率は 41.3％（293/710 例）, トラスツズマブを含まない治療群の奏効率は 25.8％（178/709 例）であり, 前者の方が後者に比べて有意に奏効率が高く, 後者の前者に対するハザード比は

1.58（95% CI 1.38-1.82）となった。トラスツズマブを含む治療群はトラスツズマブを含まない治療群に比べて，無増悪生存期間（progression-free survival：PFS）のハザード比は0.61（95% CI 0.54-0.70），OSのハザード比は0.82（95% CI 0.71-0.94），といずれも有意な延長が示され，ペルツズマブの開発まではトラスツズマブが長らくHER2陽性転移・再発乳癌の第一選択薬であった。

　トラスツズマブ耐性機序として，リガンドによるHER1-HER2，HER2-HER3などのヘテロ二量体の活性化，p95 HER2による下流シグナルの活性化，MUC4などによるHER2の物理的な被覆，*PIK3CA*遺伝子変異や*PTEN*欠失によるPI3K/Akt/mTOR系の活性化，他の膜型増殖因子受容体の活性化などが考えられている[32]。これらの耐性機序に対して，ペルツズマブ，トラスツズマブ エムタンシン，ラパチニブが開発された。

　トラスツズマブは，ハーセプチン®（中外製薬株式会社）が最初に承認され，その後4社（セルトリオン・ヘルスケア・ジャパン株式会社，日本化薬株式会社，ファイザー株式会社，第一三共株式会社）からバイオシミラー（バイオ後続品）が販売されている。

②ペルツズマブ Pertuzumab

　単クローナル抗体であるが，結合部位がトラスツズマブと異なり，HER2の細胞外ドメイン第Ⅱ部分に特異的に結合する[24]（図2-4）。ペルツズマブはHER2と他のHER2ファミリーであるHER1，HER3，あるいはHER4とのヘテロ二量体形成を阻害する。米国では2012年6月，欧州では2013年3月に承認され，わが国では2013年8月に薬価収載されている。

　CLEOPATRA試験において，前治療歴のないHER2陽性転移・再発乳癌に対してのペルツズマブ＋トラスツズマブ＋ドセタキセルの投与は，プラセボ＋トラスツズマブ＋ドセタキセルに対し，奏効率が有意に高く，PFS，OSにおいても有意な延長がみられた[33]。これにより，HER2陽性転移・再発乳癌に対する一次治療はペルツズマブ＋トラスツズマブ＋化学療法（タキサン）が標準治療となった。

　また，HER2陽性早期乳癌に対してもNeoSphere試験では，術前治療におけるペルツズマブのドセタキセル＋トラスツズマブに対する上乗せ効果が検証され，ペルツズマブを上乗せした群で有意なpCR割合の向上がみられた[34]。APHINITY試験では，術後治療において，トラスツズマブにペルツズマブを併用することで再発抑制効果が高まるか否かの検討がなされ，ペルツズマブ，トラスツズマブと化学療法の併用は，トラスツズマブと化学療法の併用群と比較し，無浸潤疾患生存期間（invasive disease-free survival：IDFS）を有意に延長させることが証明された[35]。以上より，当初ペルツズマブの効果・効能は，「HER2陽性の手術不能又は再発乳癌」であったが，HER2陽性早期乳癌における術前・術後療法においても適応となり，現在は「HER2陽性の乳癌」となっている。

③トラスツズマブ エムタンシン Trastuzumab emtansine

　トラスツズマブ エムタンシン（T-DM1）は，トラスツズマブと細胞傷害性を有するチューブリン重合阻害薬であるDM1が結合した抗体薬物複合体である。抗体薬物複合体とは，抗体

と薬物（低分子化合物）を適切なリンカーを介して結合させた薬剤で，癌細胞に発現している標的因子に結合する抗体を介して薬物を癌細胞へ直接作用させることで，薬物の全身曝露を抑えつつ癌細胞への攻撃力を高めるとされている。米国で 2013 年 2 月，欧州，わが国でも同年に承認されている。現在，わが国において承認されている T-DM1 の効能・効果は「HER2 陽性の手術不能又は再発乳癌」であるが，2020 年 8 月 21 日に「HER2 陽性の乳癌における術後薬物療法」が効能又は効果として追加承認された。

　T-DM1 は，HER2 陽性転移・再発乳癌の一次治療として，トラスツズマブ＋タキサンを対照とした，T-DM1 および T-DM1＋ペルツズマブの有効性が検討され，T-DM1 群で PFS の延長はない（T-DM1 群 14.1 カ月，対照群 13.7 カ月）が，劣らない（T-DM1 群 vs 対照群でハザード比 0.91，95％信頼区間 0.73-1.33）ことが示された[36]。二次治療としては，タキサン＋トラスツズマブ既治療例を対象とした T-DM1 vs カペシタビン＋ラパチニブの二重盲検ランダム化第 III 相試験において，PFS および OS は T-DM1 群で有意に延長していた[37]。以上より，T-DM1 は，トラスツズマブ投与中もしくは投与後に病勢進行となった HER2 陽性転移・再発乳癌に対する二次治療での使用を推奨されている。

　なお，KATHERINE 試験は，術前化学療法＋抗 HER2 療法（タキサン系薬剤とトラスツズマブ）を受けたのちに手術を受けた HER2 陽性早期乳癌患者を対象とした試験であるが，術前化学療法＋トラスツズマブ投与を受けたのちに浸潤癌残存が認められた患者において術後のトラスツズマブ投与を T-DM1 に置き換えたところ，浸潤性再発リスクを 50％低下させることが示された[38]。

④ラパチニブ Lapatinib

　ラパチニブは，EGFR および HER2 細胞内キナーゼ領域を標的とするチロシンキナーゼ阻害薬で，2 番目に臨床応用された抗 HER2 薬である。米国では，2007 年 3 月に，HER2 過剰発現を示し治療歴を有する進行性または転移性乳癌の治療としてカペシタビンとの併用療法が承認され，わが国では 2009 年 6 月に薬価収載されている。現在，わが国において承認されているラパチニブの効能・効果は「HER2 過剰発現が確認された手術不能又は再発乳癌」である。

　前述したように HER2 陽性進行・再発乳癌の二次治療の第一選択は，T-DM1 となった[37]。三次治療におけるラパチニブを含む治療の有効性は認められるが，OS 延長を示すものは少ない。現在は，患者の希望，益と害のバランスを考慮した上で，三次治療としてラパチニブ＋カペシタビン，ラパチニブ＋トラスツズマブ，あるいはトラスツズマブ＋化学療法が選択されている。

⑤トラスツズマブ デルクステカン Trastuzumab deruxtecan

　トラスツズマブ デルクステカンは，HER2 に対するヒト化モノクローナル抗体（MAAL-9001）とトポイソメラーゼ I 阻害作用を有するカンプトテシン誘導体（MAAA-1181a）を，リンカーを介して結合させた抗体薬物複合体である。2020 年 3 月「化学療法歴のある HER2 陽性の手術不能又は再発乳癌（標準的な治療が困難な場合に限る）」を適応として，わが国で製造販売が承認された。T-DM1 治療を受けた HER2 陽性の再発・転移性乳癌患者を対象としたグロ

ーバル第Ⅱ相臨床試験（DESTINY-Breast01）では，トラスツズマブ デルクステカン単剤投与による客観的奏効率（objective response rate：ORR）は 60.9%（95% CI 53.4-68.0%），その内訳は完全奏効率（complete response：CR）6.0%，部分奏効率（partial response：PR）54.9% であった。また，奏効持続期間（duration of response：DOR）中央値は 14.8 カ月（95% CI 13.8-16.9 カ月），無増悪生存期間（PFS）中央値は 16.4 カ月（95% CI 12.7 カ月-未到達）であり，治療歴のある患者に対しても持続的な抗腫瘍効果を示した[39]。

3. 抗 HER2 薬対象患者の選択方法（HER2 検査法）

1）HER2 検査法の種類

　癌細胞における HER2 過剰発現は基本的に DNA レベルの遺伝子増幅に伴って起きている。癌組織を対象とした HER2 の検査法は，DNA レベルの増幅をみる方法，RNA レベルでの過剰発現をみる方法，そして蛋白レベルでの過剰発現をみる方法に分類される（表 3-1）。蛋白レベル，DNA レベルでの検査法として代表的なものが，それぞれ免疫組織化学（immunohistochemistry：IHC）法と *in situ* ハイブリダイゼーション（*in situ* hybridization：ISH）法である。ISH 法には，蛍光シグナルを用いる FISH（fluorescence *in situ* hybridization）法の他に，明視野での解析が可能な DISH（dual color *in situ* hybridization）法，CISH（chromogenic *in site* hybridization）法などがある。DISH 法，CISH 法ともに従来法である FISH 法と良好な相関性が得られている。

　定量 RT-PCR 法を用いる Onco*type* DX は臨床使用が可能な乳癌予後予測のための遺伝子解析ツールであり，解析される 21 遺伝子のなかには *HER2* も含まれている。Onco*type* DX と IHC/FISH 法の比較検討もなされているが，高い割合で偽陰性を生じるとする報告もあり，現段階においては IHC 法/ISH 法の代替法としての使用は推奨されない。

表 3-1　HER2 検査法

測定対象	HER2 検査法
癌組織中の *HER2* 遺伝子（DNA）	Fluorescence *in situ* hybridization（FISH）
	Chromogenic *in situ* hybridization（CISH）
	Silver *in situ* hybridization（SISH）
	Dual color *in situ* hybridization（DISH）
	Southern blot
	Polymerase chain reaction（PCR）
	Next-generation sequencing（NGS）
癌組織中の *HER2* 遺伝子（RNA）	Northern blot
	Reversed transcription-polymerase chain reaction（RT-PCR）
	m RNA *in situ* hybridization（ISH）
癌組織中の HER2 蛋白	Immunohistochemistry（IHC）
	Western blot
血清中の HER2 蛋白	Enzyme-linked immunosorbent assay（ELISA）
	Enzyme immunoassay（EIA）
	Chemiluminescent immunoassay（CLIA）

がん遺伝子パネル検査である FoundationOne® CDx と OncoGuide™ NCC オンコパネルが 2019 年 6 月に保険収載された。病理組織切片から抽出された DNA が次世代シークエンサーで解析され，前者では 324 種，後者では 114 種のがん関連遺伝子についての変異や増幅，融合等の一括検出および変異解析が可能となった。これらの遺伝子パネル検査ではいくつかの遺伝子解析結果を用いた，薬剤に対するコンパニオン診断機能も使用可能で，そのなかには *ErbB2* コピー数異常（*HER2* 遺伝子増幅陽性）も含まれているが，いくつかの留意すべき点がある（CQ2-2）。

IHC 法や ISH 法に用いる多くの試薬が研究用として商品化されているが，わが国では 6 種類が免疫組織化学試薬として，4 種類が ISH 法試薬として，体外診断用医薬品として承認されている。

血清中の shed 抗原を測定する ELISA（enzyme-linked immunosorbent assay）法，CLIA（chemiluminescent immunoassay）法が各々米国，日本で治療効果のモニタリングのために体外診断用医薬品として承認されている。shed 抗原は，HER2 蛋白を過剰発現する癌細胞から同蛋白の細胞外領域部分が遊離して血中に循環しているものである。これらの検査法が対象症例の選択に有用かどうかについては明らかではない。わが国ではケミルミ Centaur-HER2/*neu* が体外診断用医薬品として承認されている。

2) 理想的な検体

①検査対象となる乳癌組織

乳癌の原発巣または転移巣の組織が対象となる（CQ1-1，CQ1-2，CQ1-3）。10％ホルマリン固定（中性緩衝ホルマリンが推奨）パラフィン包埋組織から未染薄切切片を作製し，剥離防止コートスライドにのせたもの（CQ1-4，CQ1-5，CQ1-6）。

（1）初発乳癌の原発巣ないし転移巣の針生検（コア針生検，画像ガイド下吸引式乳房組織生検），手術標本。

（2）転移性乳癌では過去に手術された原発巣の組織標本ないし転移巣の生検/手術標本。

これらの乳癌で抗 HER2 薬投与を考慮した場合，IHC 法による HER2 蛋白検査または ISH 法による HER2 DNA 検査を保険診療として行うことができる。

HER2 検査の結果に関し，原発巣と再発・転移巣で異なる症例が存在する。不一致に関する 2,520 例のメタアナリシスでは，不一致率は 5.2％であった[40]。不一致の原因として腫瘍側と測定側の 2 つの因子が想定されている。腫瘍側の要因として，癌の生物学的特性が転移巣で変化している場合，癌の不均一性，治療による修飾などが挙げられる。測定側の要因としてはサンプリングエラー，解析前段階（pre-analytical）因子，免疫組織化学法の不安定性，病理医の判定の差などが挙げられている。

剥離防止コートスライドにはガラス表面が疎水性であるポリ-L-リジン（PLL）やアミノシラン（APS）コート，親水性である MAS コートなどがある。各施設での染色法・染色装置に最適化した剥離防止コートスライドを使用する必要がある。

②過去の検体

再発乳癌では転移巣の組織採取が困難な場合があり，そのような場合は過去の手術による原発巣の組織ブロックが対象となる。この場合はブロック作製までの工程が統一されていない可能性があり，検査結果の解釈には注意が必要な場合がある（CQ2-3）。

③組織標本の準備と選択

理想的には，以下の条件で作製されたホルマリン固定パラフィン包埋組織ブロックが望ましい。

- ・推奨固定液：10％中性緩衝ホルマリン
- ・推奨固定時間：6 時間以上 72 時間以内（6 時間未満の検体は避けるべきである）
- ・未染色スライドの放置は避ける。
- ・組織切片は染色装置に応じた剥離防止コートスライドにのせる。

組織ブロックの選択は病理専門医が行い，浸潤性乳癌の部分を含んだブロックを HE 染色標本で選び，その組織切片を作製する。切片の厚さは IHC 法 4 μm，ISH 法 5 μm が最適である。

IHC 法および ISH 法のいずれも浸潤部分で判定することになっている。過去の種々の条件で作製された標本で HER2 検査をする場合，必ずしもすべての標本で検査が可能であるとは限らないことも承知しておくべきである。

■針生検標本に関する注意点

針生検では，多めの検体を採取することが望ましい。以下のように採取方法や検体の取り扱いに注意する。

- ・コア針生検の生検針は採取量を確保するため 16G または 14G で，ストロークが長いものを用いる。
- ・腫瘍組織は 3 本程度採取する。
- ・採取した検体は屈曲を防ぐため，ろ紙などに伸展させ固定液につける。
- ・検体が乾燥しないように注意し，固定を行う。

3) 免疫組織化学（immunohistochemistry：IHC）法

組織切片を対象に特定分子に対する抗体を用い，抗原抗体反応によって組織上で特定分子の発現や局在を知る方法である。病理検査として一般的に行われている方法であり，各施設で作製される 10％ホルマリン固定パラフィン包埋組織を用いて実施が可能である。

多くの HER2 免疫染色用抗体が市販されているが，各抗体の特性，染色手技，判定方法による結果が異なる。したがって，抗 HER2 薬治療対象症例選択を適正に決定するためには厳密に標準化された染色手技と判定方法に基づいて行われるべきである。

① IHC 法手順

操作は，各添付文書に厳密に従って行う。陽性コントロールスライドを同時に染色する。また，一次抗体陰性コントロールを同時に染色する。

②染色強度スコアの判定基準

HER2 蛋白過剰発現の判定の際は，癌細胞の膜における染色性およびその染色強度のみを対象とし，細胞質における反応は判定対象外とする。細胞膜における反応性に関しては表 3-2 の基準で，スコア 0～スコア 3+ のカテゴリーに分類する。HER2 染色強度は必ず病理専門医が判定する。各スコアの代表的な画像を図 3-1 に示す。

■標本観察手順

(1) 陽性および陰性コントロールスライドの特異染色性および染色強度を観察し，染色手順および構成試薬の性能を確認する。

(2) 検体組織スライドを観察し，HER2 蛋白染色像を確認する。

(3) 浸潤部分の乳癌細胞の陽性所見のみを判定対象とし，非浸潤部分の癌細胞は判定対象から除外する。

(4) 光学顕微鏡の 4 倍対物レンズを使用して，検体組織内の癌細胞の HER2 蛋白染色像，染色の強度，染色細胞率を観察する。次に対物レンズを 10 倍に切り替え，染色所見が細胞膜に局在していることを確認する。細胞質のみに染色所見がみられるものは陰性と判定する。

(5) 染色所見を示すほとんどの検体組織において，対物レンズ 10 倍で細胞膜に局在する染色像を確認できるが，染色像が確認できない場合は，さらに対物レンズ 20 倍で検索する。

③ IHC 法に用いられる試薬

ダコ HercepTest Ⅱ，ベンタナ I-VIEW パスウェー HER2（4B5），ベンタナ *ultra*View パスウェー HER2（4B5），ヒストファイン HER2 キット（MONO），ヒストファイン HER2 キット（POLY），Bond ポリマーシステム HER2 テスト，の 6 種類の染色キットが体外診断用医薬品として承認され，保険収載されている（CQ2-1）。

いずれの染色キットについても，理想的な検体や固定方法については各抗体の添付文書に従う。また，手技については，(1) 過剰発現を示す症例を陽性コントロールとして入れること，(2) 抗 HER2 抗体をのせない標本を陰性コントロールとして入れること，(3) 抗体の希釈は各添付文書の記載に基づくこと，(4) 抗原賦活処理（マイクロウェーブやオートクレーブなど）については各添付文書の記載ないし文献に基づくこと，(5) 一次抗体をのせてから発色までは安定した結果が出ることが確認されている方法で行うこと，などが遵守されるべきである。

いずれの試薬を用いた場合でも，判定は前述の《染色強度スコアの判定基準》に準じて行う。抗体によっては染色性が多少異なるものもあり，それぞれの抗体の染色性について熟知しておくことが必要である。

表 3-2　IHC 法，デュアルプローブを用いた ISH 法，ならびにシングルプローブを用いた ISH 法による HER2 検査結果の判定基準

検査法	判定	基準
IHC 法	陽性	スコア 3＋：＞10% の腫瘍細胞に強い完全な全周性の膜染色がみられる
	未確定 (equivocal)	スコア 2＋：＞10% の腫瘍細胞に弱 / 中等度の全周性の膜染色がみられる
	陰性	スコア 1＋：＞10% の腫瘍細胞にかすかな / かろうじて認識できる不完全な膜染色がみられる
		スコア 0：染色像が認められない，または≦10% の腫瘍細胞に不完全でかすかな / かろうじて認識できる膜染色がみられる
デュアルプローブを用いた ISH 法	陰性	*HER2*/CEP17 比＜2.0，かつ 1 細胞あたりの *HER2* 遺伝子平均コピー数＜4.0（グループ 5）
	陰性*	*HER2*/CEP17 比≧2.0，かつ 1 細胞あたりの *HER2* 遺伝子平均コピー数＜4.0（グループ 2），かつ，同時に IHC 0, 1＋または 2＋
		HER2/CEP17 比＜2.0，かつ 1 細胞あたりの *HER2* 遺伝子平均コピー数≧6.0（グループ 3），かつ，同時に IHC 0 または 1＋
		HER2/CEP17 比＜2.0，かつ 1 細胞あたりの *HER2* 遺伝子平均コピー数≧4.0 〜＜6.0（グループ 4），かつ，同時に IHC 0, 1＋または 2＋
	陽性*	*HER2*/CEP17 比≧2.0，かつ 1 細胞あたりの *HER2* 遺伝子平均コピー数＜4.0（グループ 2），かつ，同時に IHC 3＋
		HER2/CEP17 比＜2.0，かつ 1 細胞あたりの *HER2* 遺伝子平均コピー数≧6.0（グループ 3），かつ，同時に IHC 2＋または 3＋
		HER2/CEP17 比＜2.0，かつ 1 細胞あたりの *HER2* 遺伝子平均コピー数≧4.0 〜＜6.0（グループ 4），かつ，同時に IHC 3＋
	陽性	*HER2*/CEP17 比≧2.0 で 1 細胞あたりの *HER2* 遺伝子平均コピー数≧4.0（グループ 1）
シングルプローブを用いた ISH 法**	陽性	・1 細胞あたりの HER2 遺伝子平均コピー数≧6.0（注参照） ・1 細胞あたりの HER2 遺伝子平均コピー数≧4.0 〜＜6.0，かつ同時に IHC 3＋ ・1 細胞あたりの HER2 遺伝子平均コピー数≧4.0 〜＜6.0，かつ同時にデュアルプローブを用いた ISH 法でグループ 1
	陰性	・1 細胞あたりの HER2 遺伝子平均コピー数＜4.0 ・1 細胞あたりの HER2 遺伝子平均コピー数≧4.0 〜＜6.0，かつ IHC 0 または 1＋ ・1 細胞あたりの HER2 遺伝子平均コピー数≧4.0 〜＜6.0，かつデュアルプローブを用いた ISH 法でグループ 5

*デュアルプローブを用いた ISH 法でグループ 2〜4 であった場合
　IHC 先行の場合：IHC 2＋の場合は未確定 equivocal とみなし，ISH 法によりリフレックステストを実施する。リフレックステストとしての ISH 法の結果がグループ 2, 3, 4 の場合は，IHC の結果を再検鏡し，IHC 0〜1＋なら陰性，3＋なら陽性，IHC 2＋なら再度 ISH 結果を計測し，1 回目の ISH と同じ結果であった場合は，グループ 2 もしくは 4 なら HER2 陰性，グループ 3 ならば HER2 陽性と最終判断される。初回と 2 回目の ISH 結果が異なる場合は，経過中の各検査の結果を考慮し，最終的な陽性 / 陰性を決定する（最終判定手順は施設で取り決めておく）。
　ISH 法先行の場合：ISH 法でグループ 2, 3, 4 の場合は，同一切片で IHC 検査を追加実施し，IHC 0〜1＋なら陰性，3＋なら陽性，IHC 2＋の場合は再度 ISH 結果を計測し，1 回目の ISH と同じ結果の場合は，グループ 2 もしくは 4 の結果なら HER2 陰性，グループ 3 の結果なら HER2 陽性と最終判断される。初回と 2 回目の ISH 結果が異なる場合は，経過中の各検査の結果を考慮し，最終的な陽性 / 陰性を決定する（最終判定手順は施設で取り決めておく[1, 41]）。
**シングルプローブを用いた ISH 法の結果解釈は，IHC 法の併用結果も取り入れて行うことが推奨される[1, 41]。
　ASCO/CAP はシングルプローブを用いた ISH 法よりもむしろデュアルプローブを用いた ISH 法を推奨している。シングルプローブを用いた ISH 法の結果，1 細胞あたりの HER2 遺伝子平均コピー数≧4.0 〜＜6.0，かつ同時に IHC 2＋の時は，デュアルプローブを用いた ISH を実施する。

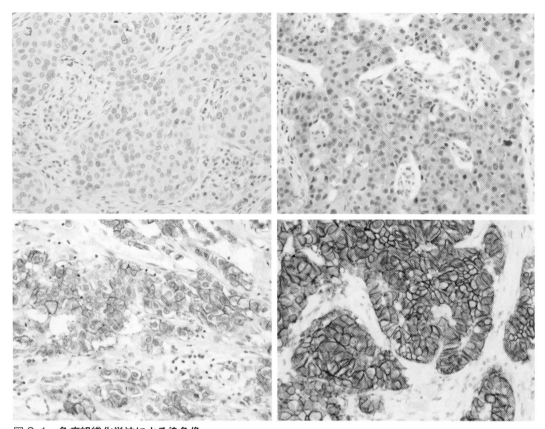

図 3-1　免疫組織化学法による染色像
左上：スコア 0，右上：スコア 1＋，左下：スコア 2＋，右下：スコア 3＋（ベンタナ ultraView パスウェー HER2 による染色例）
（写真提供：ロシュ・ダイアグノスティックス株式会社）

4) *in situ* ハイブリダイゼーション（*in situ* hybridization：ISH）法

　ISH 法は *HER2* 遺伝子（DNA）増幅の検出法の一つであり，FISH 法，DISH 法，CISH 法がある。いずれもホルマリン固定パラフィン包埋組織切片上で，標識した *HER2* DNA プローブを用いて癌細胞の核における *HER2* 遺伝子の 1 細胞あたりのコピー数を検出する方法である。わが国ではいずれも体外診断用医薬品として保険収載されている。

① ISH 法に用いられる試薬

　HER2 検査において，ISH 法のキットはデュアルプローブのものとシングルプローブのものがある。わが国では，パスビジョン HER-2 DNA プローブキット，ヒストラ HER2 FISH キット，ヒストラ HER2 CISH キット，ベンタナインフォーム Dual ISH HER2 キット，の 4 種類が体外診断用医薬品として承認されている。ヒストラ HER2 CISH キットはシングルプローブ，その他はいずれもデュアルプローブである（CQ2-2）。

　デュアルプローブの ISH キットは，*HER2* 遺伝子と第 17 染色体のセントロメア（CEP17 あるいは CEN17）を各々異なる色彩の色素で標識されたプローブを用いて同一切片上で検出し，癌細胞 1 個あたりの *HER2* シグナル数と CEP17（または CEN17）のシグナル数に対する *HER2*

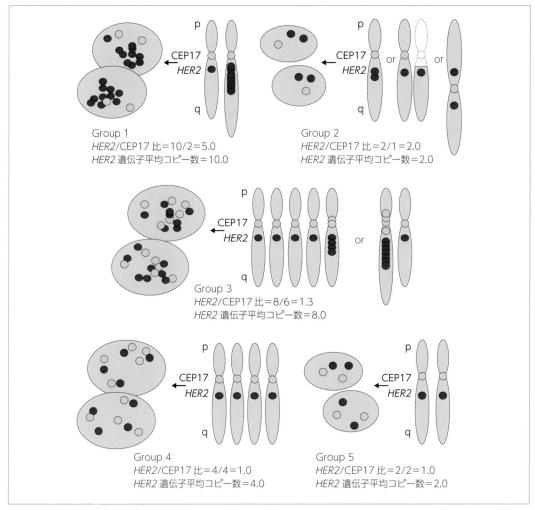

図 3-2　デュアルプローブ ISH 法により癌細胞の間期核でみられ得る画像の模式図と，想像される第 17 染色体の状態の模式図

Group 1：模式図では二倍体の第 17 染色体 1 本と他の第 17 染色体長腕（17q 上）での HER2 遺伝子増幅として表しているが，実際には HER2 増幅は HER2 を含む 17q 遺伝子増幅単位が他の染色体に転座して均一染色領域（homogeneous-staining region：HSR）を形成し異所性に増幅していることが多い。第 17 染色体は多倍体（polysomy）のこともある。

Group 2：第 17 染色体モノソミーと HER2 遺伝子の重複，CEP17 を含む短腕（17p）欠失，イソ染色体［i（17q）］などが想定され得る。

Group 3：HER2 遺伝子と CEP17 の同時増幅（coamplification），第 17 染色体多倍体，あるいは同時増幅と種々の程度の多倍体形成，などが想定され得るが，大部分は同時増幅と考えられている。

Group 4：第 17 染色体ポリソミー（ここでは 4 倍体）を表しているが，実際は染色体の状態はより複雑な変化を有していると考えられる。

Group 5：2 倍体を示す。水色は腫瘍細胞核，赤は HER2 遺伝子（DNA），緑は CEP17 DNA を表す。

（津田　均．標準病理学 第 6 版：乳腺，医学書院，629 頁，図 19-26 をもとに作成）

のシグナル数の比（HER2/CEP17 比）を算出して，遺伝子増幅を判定するものである。FISH 法では蛍光顕微鏡を用いて暗視野で観察し，DISH 法，CISH 法では光学顕微鏡を用いて明視野下で観察する。1 個のシグナルが遺伝子 1 コピーに対応する。図 3-2 にデュアルプローブ ISH 法により癌細胞の間期核でみられ得る像の模式図と，想像される第 17 染色体の状態を示す。図

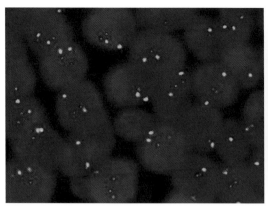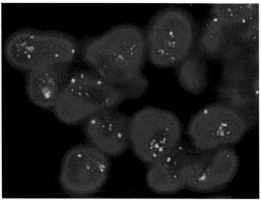

図 3-3　FISH 法の染色像（パスビジョン HER2 DNA プローブキットによる）
青色が癌細胞核，赤のシグナルが *HER2*，緑のシグナルが CEP17
左：*HER2* 陰性．核毎に *HER2*，CEP17 のシグナルが 2 個ずつみられる。
右：*HER2* 陽性。緑のシグナルが核当り 2〜4 個，赤のシグナルが核あたり 10 個以上みられる。
（津田　均. 標準病理学 第 6 版：乳腺，医学書院，629 頁，図 19-26 を許諾を得て転載）

3-3 に FISH 法の画像，図 3-4 に DISH 法の画像を示す。

　シングルプローブを用いた CISH 法もわが国で保険収載されているキットがある。*HER2* 遺伝子のみのプローブであり，明視野の観察にて癌細胞 1 個あたりの *HER2* シグナル数を計測するが *HER2*/CEP17 比の測定はできない。

② ISH 法手順

　コントロールスライドを必ず入れ，添付文書に記載された検査手順に厳密に従う。

③ ISH 法判定方法

■デュアルプローブを用いた ISH 法

　20 個の癌細胞で *HER2*，CEP17 の各々のシグナル数を蛍光顕微鏡または光学顕微鏡で計数する。癌細胞 20 個の CEP17 シグナル総数に対する *HER2* シグナル総数の比率（*HER2*/CEP17 比）を算出する。次に，細胞当たりの *HER2* の平均シグナル数を算出する（表 3-2）。1 個のシグナルが遺伝子 1 コピーに対応する。

HER2/CEP17 比≧2.0 で，
1 細胞あたりの *HER2* 遺伝子平均コピー数≧4.0（グループ 1）⇒ ISH 陽性
1 細胞あたりの *HER2* 遺伝子平均コピー数＜4.0（グループ 2）⇒ 追加検討
　・IHC 法による判定を行う。
　　・IHC 法 3＋の場合は HER2 陽性
　　・IHC 法 2＋の際には初回判定をブラインドにして ISH 法を再測定する（最低 20 個）。
　　　・初回と同様，1 細胞あたりの *HER2* 遺伝子平均コピー数＜4.0 ⇒ ISH 陰性
　　　・初回と異なるグループ結果となった場合は，最終分類決定のための内部手続きに従う

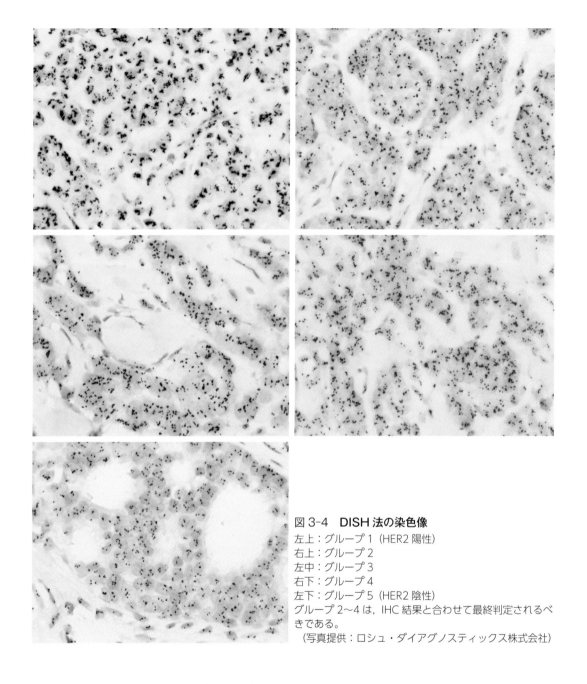

図 3-4　DISH 法の染色像
左上：グループ 1（HER2 陽性）
右上：グループ 2
左中：グループ 3
右下：グループ 4
左下：グループ 5（HER2 陰性）
グループ 2〜4 は，IHC 結果と合わせて最終判定されるべきである。
（写真提供：ロシュ・ダイアグノスティックス株式会社）

べきとされている（CQ4-11）。
　・IHC 法 0 または 1＋の場合は HER2 陰性
HER2/CEP17 比＜2.0 で，
1 細胞あたりの _HER2_ 遺伝子平均コピー数≧6.0（グループ 3）⇒ 追加検討
　・IHC 法による判定を行う。
　　・IHC 法 3＋の場合は HER2 陽性
　　・IHC 法 2＋の際には初回判定をブラインドにして ISH 法を再測定する（最低 20 個）。
　　　・初回と同様，1 細胞あたりの _HER2_ 遺伝子平均コピー数≧6.0 ⇒ ISH 陽性

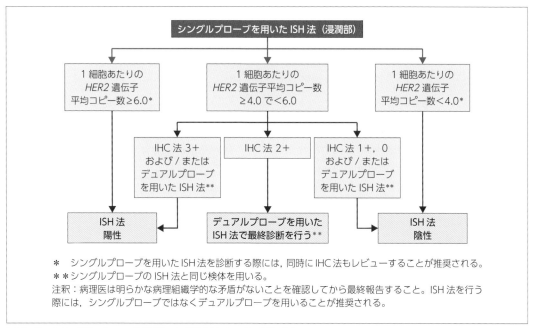

図 3-5　シングルプローブを用いた ISH 法のアルゴリズム

- ・初回と異なるグループ結果となった場合は，最終分類決定のための内部手続きに従うべきとされている（CQ4-11）。
- ・IHC 法 0 または 1＋の場合は HER2 陰性

1 細胞あたりの HER2 遺伝子平均コピー数≧4.0〜＜6.0（グループ 4）⇒ 追加検討

- ・IHC 法による判定を行う。
  - ・IHC 法 3＋の場合は HER2 陽性
  - ・IHC 法 2＋の際には初回判定をブラインドにして ISH 法を再測定する（最低 20 個）。
    - ・初回と同様，1 細胞あたりの HER2 遺伝子平均コピー数≧4.0〜＜6.0 ⇒ ISH 陰性
    - ・初回と異なるグループ結果となった場合は，最終分類決定のための内部手続きに従うべきとされている（CQ4-11）。
  - ・IHC 法 0 または 1＋の場合は HER2 陰性

1 細胞あたりの HER2 遺伝子平均コピー数＜4.0（グループ 5）→ ISH 陰性

　ASCO/CAP ガイドライン 2018 の ISH 法アルゴリズムは，図が増加して複雑になったようにみえるが，最終的には陽性/陰性が判定できるように改訂されている（図 1-2〜1-5，3〜5 頁参照）。

■シングルプローブを用いた ISH 法

　20 個の癌細胞で HER2 のシグナル数を計数し，1 細胞あたりの遺伝子平均コピー数を算出する（表 3-2，図 3-5）。

1 細胞あたりの *HER2* 遺伝子平均コピー数≧6.0 ⇒ ISH 陽性

（ただし，シングルプローブを用いた ISH 法の結果解釈は，IHC 法の併用結果も取り入れて行うことが推奨される[2]）

1 細胞あたりの *HER2* 遺伝子平均コピー数≧4.0～<6.0 ⇒ 追加検討

IHC 法による判定を行う。

・IHC 法 3+ かつ/またはデュアルプローブを用いた ISH 法でグループ 1 ⇒ HER2 陽性

・IHC 法 2+ ⇒ 最終結果を得るためデュアルプローブ ISH 法を行う。結果がグループ 2，3，4 なら図 1-2～1-5 のアルゴリズムに従う。

・IHC 法 0 または 1+，かつ/またはデュアルプローブを用いた ISH 法でグループ 5 ⇒ HER2 陰性

1 細胞あたりの *HER2* 遺伝子平均コピー数<4.0 ⇒ ISH 陰性

4. HER2 検査の精度管理

　ASCO/CAP ガイドラインでは，抗 HER2 治療薬の適正な症例選択のための HER2 検査精度維持，持続的な精度管理の重要性が強調されている。2007 年版ガイドラインにおける推奨項目 8 項目のうち 3 項目で検査精度評価について述べられている[42]。2013 年のガイドラインにおいては，外部精度管理プログラムへの参加がより強調された内容となっており，今回の 2018 年版ガイドラインは，2013 年版を踏襲している[2]。

1) 最適な内部精度評価法

　臨床検査責任者の下で，継続して内部精度の評価を行うことが推奨されている（表 4-1）。評価項目には，新しい検査法導入時に検査妥当性の評価を行うこと，導入時および継続的な検査スタッフのトレーニングと習熟度評価を行うこと，コントロールのルーチン使用，標準化された作業手順で実施すること，継続的な病理医の習熟度評価と教育を行うこと，などが含まれる。IHC 法と ISH 法の検査項目として，表 4-2，4-3 のような内容が推奨されている。

2) 最適な外部からの習熟度評価と精度管理

　米国，英国，欧州などにおいて外部評価のプログラムが導入されている。米国 ASCO/CAP ガイドライン 2007 では，HER2 検査は CAP 認定臨床検査室か，認定と習熟度テストの必須項目（表 4-4）を満たす臨床検査室において行われるべき，と推奨されている[42]。CAP 検査室認

表 4-1　精度管理にかかわる ASCO/CAP ガイドライン推奨項目の要約[42]

最適な内部での精度評価法

新たな検査導入時の検査妥当性評価
継続的な精度管理と設備保全
検査導入時および継続的な検査スタッフのトレーニングと習熟度評価
コントロールのルーチン使用を含む標準化された作業手順の適用
手順変更時の妥当性再評価
継続的な病理医の能力評価と教育

最適な外部からの能力評価

年に 2 回以上の外部習熟度テストプログラムへの参加
各テストで 90% 以上の正答率があれば合格点
（合格点に達しなかった場合，臨床検査室は認定プログラムの必須項目に沿って対応する）

最適な臨床検査室認定

2 年に一度の外部監査
毎年内部での自己監査が要求される（表 4-4 の項目）
（※ CAP では合格点に達しない場合，当該手法による HER2 検査を停止するとしている）

表 4-2　ASCO/CAP ガイドラインの HER2 IHC 法検査報告項目（CQ3-1）[42]

患者 ID
臨床医
日付
標本番号（枝番）
標本の採取部位と種類
固定液の種類（各標本に記録。報告書には記載しない）
固定までの時間（各標本に記録。報告書には記載しない）
固定時間（各標本に記録。報告書には記載しない）
使用抗体 / メーカー
方法（検査 / メーカー / FDA 認可の有無）
画像解析法（用いた場合）
コントロール（過剰発現，低発現，陰性，内部）
検体の適正（評価に十分な量か）
結果
　完全な膜染色を示す浸潤癌細胞の割合
　染色性の均一性（あり / なし）
　均一な暗調の全周性パターン（あり / なし）
解釈　新しいガイドラインに準拠する
　陽性，陰性，未確定（equivocal），解釈不能

コメント
ガイドラインの推奨に沿って検体が取り扱われたかを記載する。固定までの時間，固定液の種類および固定時間についての報告記載は必要ないが，検査室台帳などに記載する。推奨ガイドラインを外れて検体が取り扱われた場合，病理報告コメントに明確に記載する。
FDA 認可の方法を用いた場合：その旨を記載する。
FDA 認可の方法に変更を加えた場合：変更点を記載する。
FDA 認可でない検査で実施または認可の検査を実施した場合：検査室は CAP またはそれ以外の LDT*検査要求に従ったことを記載する。
追加検査の申込または別の検体を追加検査する場合，さらなる検査を続行する場合はコメント欄に記載する。

---

*LDT：laboratory developed test 自家調整検査法

定プログラム（2007 年開始）においては，HER2 検査を実施する全 CAP 認定臨床検査室が，ガイドラインに沿った習熟度テストに参加することを要求している。テストはアッセイ法（IHC 法，ISH 法など）毎に異なる。十分な例数からなる標本が年 2 回以上配布され，各臨床検査室の成績が評価される。90％以上正確に同定できれば合格，90％未満であれば不合格となり，認定プログラムの必須項目に基づいた対応が必要となる。

　わが国においては，CAP サーベイのような独自の外部精度評価プログラムが存在しなかったが，特定非営利活動法人　日本病理精度保証機構（JPQAS）が設立され，2014 年より外部精度評価プログラム活動が実施されている。日本病理学会と日本臨床衛生検査技師会の協力を受け，年度毎に対象となる疾病や抗体の種類は異なるものの，IHC 法の外部精度管理を定期的に実施することが可能となった[43]。

3）継続的な教育，普及活動

　病理医，臨床医，患者，支援団体などに対する効果的で広範な教育活動も必要と考えられる。CAP や ASCO その他により臨床検査室のみならず，臨床医や患者に向けた，精度評価の方法や意義に関するオンラインや講演による教育活動も実施されている。

表4-3　ASCO/CAP ガイドラインの HER2 ISH 法検査報告項目（CQ3-1）[42]

患者 ID
臨床医
日付
標本番号（枝番）
標本の採取部位と種類
固定液の種類（各標本に記録。報告書には記載しない）
固定までの時間（各標本に記録。報告書には記載しない）
固定時間（各標本に記録。報告書には記載しない）
プローブ
方法（検査 / メーカー / FDA 認可の有無）
画像解析法（マニュアルまたは自動）
コントロール［増幅，未確定（equivocal），非増幅，内部］
検体の適正（評価に十分な浸潤癌の数か）
結果
　計測された浸潤癌細胞の数［個別の集団毎（“個別の集団”とは明らかに異なる遺伝子増幅状態を持つ細胞集団と定義される）］
　　観察者の数
　　核または tile*あたりの *HER2* 平均コピー数
　　核または tile*あたりの CEP17 平均コピー数（CEP17 プローブ使用の場合）
　　平均 *HER2*/CEP17 比（デュアルプローブ使用の場合）
解釈
　陽性，陰性，未確定（equivocal），解釈不能
　2 種類（増幅されているものとされないもの）の癌細胞集団が認められた場合，それぞれについて，陽性または陰性判定を行い，各計測値を記載する。浸潤癌内の増幅陽性細胞数も数え，組織検体において，全浸潤癌細胞集団の 10% 以上で増幅を示す集団のみを報告する。

コメント
ガイドラインの推奨に沿って検体が取り扱われたかを記載する。固定までの時間，固定液の種類および固定時間についての報告記載は必要ないが，検査室台帳などに記載する。推奨ガイドラインを外れて検体が取り扱われた場合，病理報告コメントに明確に記載する。
FDA 認可の方法を用いた場合：その旨を記載する。
FDA 認可の方法に変更を加えた場合：変更点を記載する。
FDA 認可でない検査で実施または認可の検査を実施した場合：検査室は CAP またはそれ以外の LDT**検査要求に従ったことを記載する。
追加検査の申込または別の検体を追加検査する場合，さらなる検査を続行する場合はコメント欄に記載する。

---

*tile は画像システム計測に用いられる単位
**LDT：laboratory developed test 自家調整検査法

表4-4　CAP による臨床検査認定のために必要な要素[42]

　検査方法の妥当性評価
　標準的な操作手順の適用
　検査にかかわるスタッフのトレーニング
　検体と試薬の適切なラベル貼り
　検体と試薬の適切な保存
　備品の調整と精度管理
　内部精度評価計画と遵守の証拠
　解釈のための検査のクオリティ
　技師と病理医の継続的な習熟度評価*
　報告書の妥当性とクオリティ
　結果の正確な提出

---

*検査実施者に対する同業者の定期的または継続的な能力評価による。不合格の場合，改善が試みられる。

4) 乳がん HER2 検査病理部会（2000〜2018 年）における取り組み

　トラスツズマブ保険収載に対応して組織された乳がん HER2 検査病理部会（当初はトラスツズマブ病理部会）は，わが国における HER2 検査環境の整備と，適切な HER2 検査法の確立，普及，検査精度の向上を行うために組織された。その取り組みの中には，4 度にわたる「HER2 検査ガイド」の編集や[44-47]，施設間の HER2 検査の精度を検証する目的で実施された Japanese Ring Study[48] などがある。

参考文献

1) Wolff AC, Hammond MEH, Allison KH, et al. Human epidermal growth factor receptor 2 testing in breast cancer: American Society of Clinical Oncology/College of American Pathologists clinical practice guideline focused update. J Clin Oncol. 2018;36(20):2105-22.

2) Wolff AC, Hammond MEH, Hicks DG, et al; American Society of Clinical Oncology; College of American Pathologists. Recommendations for human epidermal growth factor receptor 2 testing in breast cancer: American Society of Clinical Oncology/College of American Pathologists clinical practice guideline update. J Clin Oncol. 2013;31(31):3997-4013.

3) Wolff AC, Hammond MEH, Hicks DG, et al. Reply to E.A. Rakha et al. J Clin Oncol. 2015; 33(11):1302-4.

4) Rakha EA, Pigera M, Shaaban A, et al. National guidelines and level of evidence: comments on some of the new recommendations in the American Society of Clinical Oncology and the College of American Pathologists human epidermal growth factor receptor 2 guidelines for breast cancer. J Clin Oncol. 2015;33(11):1301-2.

5) Bianchi S, Caini S, Paglierani M, et al; Tuscany Breast Cancer Study Group. Accuracy and reproducibility of HER2 status in breast cancer using immunohistochemistry: A quality control study in Tuscany evaluating the impact of updated 2013 ASCO/CAP recommendations. Pathol Oncol Res. 2015;21(2):477-85.

6) Stoss OC, Scheel A, Nagelmeier I, et al. Impact of updated HER2 testing guidelines in breast cancer--re-evaluation of HERA trial fluorescence in situ hybridization data. Mod Pathol. 2015;28(12):1528-34.

7) Varga Z, Noske A. Impact of Modified 2013 ASCO/CAP Guidelines on HER2 Testing in Breast Cancer. One Year Experience. PLoS One. 2015;10(10):e0140652.

8) Shah MV, Wiktor AE, Meyer RG, et al. Change in Pattern of HER2 Fluorescent in Situ Hybridization (FISH) Results in Breast Cancers Submitted for FISH Testing: Experience of a Reference Laboratory Using US Food and Drug Administration Criteria and American Society of Clinical Oncology and College of American Pathologists Guidelines. J Clin Oncol. 2016;34(29):3502-10.

9) Pasricha S, Gupta G, Garg R, et al. Impact of 2013 ASCO/CAP HER2 reporting guidelines in breast cancer: An assessment study from Indian oncology centre that primarily performs HER2 IHC testing with special emphasis on IHC equivocal category. Breast J. 2018;24(4):468-72.

10) Bethune GC, Pettit AS, Veldhuijzen van Zanten DV, et al. Well-differentiated invasive breast cancers with equivocal HER2 immunohistochemistry: what is the yield of routine reflex in-situ hybridization testing?. Histopathology. 2017;70(6):966-74.

11) Press MF, Sauter G, Buyse M, et al. HER2 Gene amplification testing by fluorescent in situ hybridization (FISH): Comparison of the ASCO-College of American Pathologists guidelines with FISH scores used for enrollment in Breast Cancer International Research Group Clinical Trials. J Clin Oncol. 2016;34(29):3518-28.

12) Yarden Y, Sliwkowski MX. Untangling the ErbB signalling network. Nat Rev Mol Cell Biol. 2001;2(2):127-37.

13) Pinkas-Kramarski R, Soussan L, Waterman H, et al. Diversification of Neu differentiation factor and epidermal growth factor signaling by combinatorial receptor interactions. EMBO J. 1996;15(10):2452-67.

14) Olayioye MA, Neve RM, Lane HA, Hynes NE. The ErbB signaling network: receptor heterodimerization in development and cancer. EMBO J. 2000;19(13):3159-67.

15) Kim HH, Sierke SL, Koland JG. Epidermal growth factor-dependent association of phosphatidylinositol 3-kinase with the erbB3 gene product. J Biol Chem. 1994;269(40):24747-55.

16) Soltoff SP, Carraway KL 3rd, Prigent SA, et al. ErbB3 is involved in activation of phosphatidylinositol 3-kinase by epidermal growth factor. Mol Cell Biol. 1994;14(6):3550-8.

17) Rowinsky EK. The erbB family: targets for therapeutic development against cancer and therapeutic strategies using monoclonal antibodies and tyrosine kinase inhibitors. Annu Rev Med. 2004;55:433-57.

18) Baselga J, Swain SM. Novel anticancer targets: revisiting ERBB2 and discovering ERBB3. Nat Rev Cancer. 2009;9(7):463-75.

19) Cho HS, Mason K, Ramyar KX, et al. Structure of the extracellular region of HER2 alone and in

complex with the Herceptin Fab. Nature. 2003;421(6924):756-60.

20) Fendly BM, Winget M, Hudziak RM, Lipari MT, Napier MA, Ullrich A. Characterization of murine monoclonal antibodies reactive to either the human epidermal growth factor receptor or HER2/ neu gene product. Cancer Res. 1990;50(5):1550-8.

21) Franklin MC, Carey KD, Vajdos FF, et al. Insights into ErbB signaling from the structure of the ErbB2-pertuzumab complex. Cancer Cell. 2004;5(4):317-28.

22) Nahta R, Hung MC, Esteva FJ. The HER-2-targeting antibodies trastuzumab and pertuzumab synergistically inhibit the survival of breast cancer cells. Cancer Res. 2004;64(7):2343-6.

23) Scheuer W, Friess T, Burtscher H, et al. Strongly enhanced antitumor activity of trastuzumab and pertuzumab combination treatment on HER2-positive human xenograft tumor models. Cancer Res. 2009;69(24):9330-6.

24) Hubbard SR. EGF receptor inhibition: attacks on multiple fronts. Cancer Cell. 2005;7(4):287-8.

25) Goldhirsch A, Gelber RD, Piccart-Gebhart MJ, et al; Herceptin Adjuvant (HERA) Trial Study Team. 2 years versus 1 year of adjuvant trastuzumab for HER2-positive breast cancer (HERA): an open-label, randomised controlled trial. Lancet. 2013;382(9897):1021-8.

26) Romond EH, Perez EA, Bryant J, et al. Trastuzumab plus adjuvant chemotherapy for operable HER2-positive breast cancer. N Engl J Med. 2005;353(16):1673-84.

27) Perez EA, Suman VJ, Davidson NE, et al. Sequential versus concurrent trastuzumab in adjuvant chemotherapy for breast cancer. J Clin Oncol. 2011;29(34):4491-7.

28) Slamon D, Eiermann W, Robert N, et al; Breast Cancer International Research Group. Adjuvant trastuzumab in HER2-positive breast cancer. N Engl J Med. 2011;365(14):1273-83.

29) Moja L, Tagliabue L, Balduzzi S, et al. Trastuzumab containing regimens for early breast cancer. Cochrane Database Syst Rev. 2012;2012(4):CD006243.

30) Slamon DJ, Leyland-Jones B, Shak S, et al. Use of chemotherapy plus a monoclonal antibody against HER2 for metastatic breast cancer that overexpresses HER2. N Engl J Med. 2001;344(11):783-92.

31) Balduzzi S, Mantarro S, Guarneri V, et al. Trastuzumab-containing regimens for metastatic breast cancer. Cochrane Database Syst Rev. 2014;2014(6):CD006242.

32) Mukohara T. Mechanisms of resistance to anti-human epidermal growth factor receptor 2 agents in breast cancer. Cancer Sci. 2011;102(1):1-8.

33) Swain SM, Baselga J, Kim SB, et al; CLEOPATRA Study Group. Pertuzumab, trastuzumab, and docetaxel in HER2-positive metastatic breast cancer. N Engl J Med. 2015;372(8):724-34.

34) Gianni L, Pienkowski T, Im YH, et al. 5-year analysis of neoadjuvant pertuzumab and trastuzumab in patients with locally advanced, inflammatory, or early-stage HER2-positive breast cancer (NeoSphere): a multicentre, open-label, phase 2 randomised trial. Lancet Oncol. 2016;17(6):791-800.

35) von Minckwitz G, Procter M, de Azambuja E, et al; APHINITY Steering Committee and Investigators. Adjuvant Pertuzumab and Trastuzumab in Early HER2-Positive Breast Cancer. N Engl J Med. 2017;377(2):122-31.

36) Perez EA, Barrios C, Eiermann W, et al. Trastuzumab Emtansine With or Without Pertuzumab Versus Trastuzumab Plus Taxane for Human Epidermal Growth Factor Receptor 2-Positive, Advanced Breast Cancer: Primary Results From the Phase III MARIANNE Study. J Clin Oncol. 2017;35(2):141-8.

37) Verma S, Miles D, Gianni L, et al; EMILIA Study Group. Trastuzumab emtansine for HER2-positive advanced breast cancer. N Engl J Med. 2012;367(19):1783-91.

38) von Minckwitz G, Huang CS, Mano MS, et al; KATHERINE Investigators. Trastuzumab Emtansine for Residual Invasive HER2-Positive Breast Cancer. N Engl J Med. 2019;380(7):617-28.

39) Modi S, Saura C, Yamashita T, et al; DESTINY-Breast 01 Investigators. Trastuzumab Deruxtecan in Previously Treated HER2-Positive Breast Cancer. N Engl J Med. 2020;382(7):610-21.

40) Houssami N, Macaskill P, Balleine RL, et al. HER2 discordance between primary breast cancer and its paired metastasis: tumor biology or test artefact? Insights through meta-analysis. Breast Cancer Res Treat. 2011;129(3):659-74.

41) Rakha EA, Allison KH, Ellis IO, et al. Invasive breast carcinoma: general overview. Eds WHO Classification of Tumours Editorial Board. Breast Tumours. WHO Classification of Tumours, 5th Edition, Volume 2. International Agency for Research on Cancer (IARC), 2019, pp.82-102.

42) Wolff AC, Hammond MEH, Schwartz JN, et al; American Society of Clinical Oncology; College of

American Pathologists. American Society of Clinical Oncology/College of American Pathologists guideline recommendations for human epidermal growth factor receptor 2 testing in breast cancer. J Clin Oncol. 2007;25(1):118-45.

43）増田しのぶ，桑田　健，畑中　豊，他．免疫染色の精度管理．病理と臨床，2020;38（臨増）：24-31.

44）トラスツズマブ病理部会．Herceptin の適正な転移性乳癌症例選択のための HER2 検査ガイド，日本ロシュ，2001.

45）トラスツズマブ病理部会．Herceptin の適正な転移性乳癌症例選択のための HER2 検査ガイド 第二版，中外製薬，2003.

46）トラスツズマブ病理部会．Herceptin の適正な症例選択のための HER2 検査ガイド 第三版，中外製薬，2009.

47）乳がん HER2 検査病理部会．抗 HER2 薬の適正な症例選択のための HER2 検査ガイド 乳癌編 第四版，中外製薬，2014.

48）Umemura S, Osamura RY, Akiyama F, et al. What causes discrepancies in HER2 testing for breast cancer? A Japanese ring study in conjunction with the global standard. Am J Clin Pathol. 2008;130(6):883-91.

5. Clinical Question

1) Pre-analytical

> **CQ 1-1** HER2 検査の対象となる検体は何か？

A すべての浸潤性乳癌原発巣の手術標本，あるいは術前加療対象者の場合は，術前確定診断に用いた針生検や吸引式乳房組織生検標本のホルマリン固定パラフィン包埋病理組織ブロックが対象検体となる。また，原発巣と転移巣・再発巣ではときに検査結果に不一致例が存在することが知られており，転移・再発乳癌においては，乳癌に関する原発巣だけでなく転移巣・再発巣すべての手術，生検標本が対象検体となり得る。

▌解説

　ホルモン受容体（エストロゲン受容体；ER，プロゲステロン受容体；PgR）と HER2 は，予後因子であると同時に薬物療法の効果予測因子である。乳癌の全身療法の治療方針を決定するうえで不可欠な因子であり，すべての浸潤性乳癌で検索する必要がある。多くの乳癌症例では，術前の針生検標本でホルモン受容体や HER2 を検索することで，癌の生物学的特徴が予測可能になる。術前薬物療法症例では適切な投与薬剤の選択のために，針生検でホルモン受容体と HER2 の発現状況を確認することは必須である。

　さらに，転移・再発乳癌には薬物療法が原則として必要である。治療を開始する前には，治療効果予測因子であるホルモン受容体（ER，PgR），HER2 の評価を行う必要があるが，その際に転移・再発病巣組織を対象とした再評価が必要か否かを検討した。

　原発巣と転移・再発巣における HER2 検査結果の乖離の検討は，これまでに多数報告されており，10〜15％程度の不一致例がみられると報告されてきた。原発巣と転移・再発巣の HER2 の不一致に関する 2,520 例のメタアナリシスでは，不一致率は 5.2％であった[1]。原発巣と転移・再発巣の結果が異なる原因として，腫瘍側と測定側の 2 つの因子が想定されている。腫瘍側の因子として，癌の生物学的特性が転移巣で変化している場合，癌の不均一性，治療による修飾など，測定側の因子としては sampling error，解析前段階（pre-analytical）因子，免疫組織化学法の不安定性，病理医の判定の差などが挙げられている[1,2]。HER2 検査が十分に精度管理されている場合，適切な治療によって検査結果不一致症例の予後が改善するのかは現在のところ不明である。しかしながら，今後のさらなる検証が必要ではあるものの，予後因子および治療

選択の観点からは，再発時点で転移・再発巣検体での検査，あるいは原発巣の再評価が推奨される。ASCO/CAP ガイドライン 2013 では「転移が出現した患者では，組織検体が得られれば転移部位で HER2 検査を実施すること」となっており，2018 年版においても変更はない[3]。

▌検索式・参考にした二次資料

PubMed で，breast, primary, recurrence, metastasis, therapy, biopsy, receptor のキーワードを用いて検索した。また ASCO/CAP ガイドライン 2018 を参考とした。ハンドサーチで検索した重要文献も追加した。

参考文献

1) Houssami N, Macaskill P, Balleine RL, et al. HER2 discordance between primary breast cancer and its paired metastasis: tumor biology or test artefact? Insights through meta-analysis. Breast Cancer Res Treat. 2011;129(3):659-74.

2) Niikura N, Liu J, Hayashi N, et al. Loss of human epidermal growth factor receptor 2 (HER2) expression in metastatic sites of HER2-overexpressing primary breast tumors. J Clin Oncol. 2012;30(6):593-9.

3) Wolff AC, Hammond MEH, Allison KH, et al. Human Epidermal Growth Factor Receptor 2 Testing in Breast Cancer: American Society of Clinical Oncology/College of American Pathologists Clinical Practice Guideline Focused Update. J Clin Oncol. 2018;36(20):2105-22.

I

乳癌 HER2 病理診断ガイドライン

> ## CQ 1-2　手術先行の場合，針生検標本による HER2 検査結果は，手術標本による HER2 検査結果と同等とみなしてよいか？
>
> **A** 手術先行の治療が行われる場合，通常は，原発巣針生検検体にて HER2 評価が行われていれば，同一患者の手術検体で再度 HER2 検査を行う必要はない。いくつかの場合は，HER2 再検査を手術検体で実施してもよい。

解説

　HER2 検査の対象として，腫瘍全体の性状を確認できるという意味において，針生検検体よりも癌巣を広く観察できる手術標本代表切片での検索が望ましい。IHC 法での一致率は高いものの，同一乳癌症例の針生検標本と手術標本では，ホルモン受容体や HER2 の判定結果が異なることは起こり得る[1, 2]。トラスツズマブ病理部会で実施したコア針生検標本と手術標本の HER2 検査結果の比較検討では，IHC 法による HER2 検査結果の一致率は，3 カテゴリー（0/1 + vs 2+ vs 3+）で 87%，2 カテゴリー（0/1+ /2+ vs 3+）で 94%，FISH 法結果の一致率は 92%，であった[2]。判定結果の不一致は，針生検標本と手術標本における検体の取り扱いの相違，腫瘍内の不均一性などによることが想定される。術前薬物療法症例における手術標本と針生検標本の不一致は，前述の理由に加え薬物による癌の生物学的な性質の変化などが原因として挙げられる[3]。ASCO/CAP ガイドライン 2013 では，原発巣針生検検体での HER2 検査が陰性で，組織学的グレード 3 の癌の場合，針生検検体にみられる浸潤巣の量が少ない場合，針生検検体にみられた癌とは異なる形態を示す高異型度の癌が手術検体にみられた場合，針生検検体での HER2 検査結果が不確実であった場合，などのいずれかが観察される場合は，切除検体での HER2 再検査を行わねばならない，と記載されていた[4]。2013 年の時点では，HER2 状態の腫瘍内不均一性についてのデータが不十分であったが，その後も，針生検と切除検体の間で HER2 状態の不一致を示しやすい例は，HER2 状態が境界の例（例えば *HER2*/CEP17 比＝1.8〜2.2 の例）で報告があるものの，グレード，組織型，ホルモン受容体の状態などとの関与は明らかにされていない。浸潤性乳癌の 3 分の 1 以上を占めるグレード 3 の腫瘍で，針生検で HER2 陰性であった場合に，全例切除例で再度 HER2 検査を行うことを推奨する根拠はない，という結論となった[5]。

　その後，コア針生検標本と手術標本を用いた HER2 検査の判定について，高い一致性が確認され，Arnedos らや Rakha らはコア針生検と切除標本の間で HER2 の状態の一致率は 98〜99 ％と報告している[5, 6]。ASCO/CAP ガイドライン 2018 では，コア針生検による HER2 検査は手術標本による HER2 検査とほぼ同等とみなしてよいとされた。ただし，「原発巣針生検検体での HER2 検査が陰性で，表 1-2（7 頁参照）一番下の枠内に記載された 6 つの所見のうち 1 つが観察される場合は，切除検体での HER2 検査を考慮<u>してもよい</u>」と改訂されている[7]。

乳癌診療ガイドライン 2018 年版では，針生検標本における HER2，ホルモン受容体の検索は，術前薬物療法症例では必須，治療として手術を先行して行う場合は必ずしも必要ないとのステートメントが示された[8]。

検索式・参考にした二次資料

PubMed で，breast, primary, biopsy, receptor のキーワードを用いて検索した。また ASCO/CAP ガイドライン 2018 を参考とした。ハンドサーチで検索した重要文献も追加した。

参考文献

1) Lee AHS, Key HP, Bell JA, et al. Concordance of HER2 status assessed on needle core biopsy and surgical specimens of invasive carcinoma of the breast. Histopathology. 2012;60(6):880-4.
2) Tsuda H, Kurosumi M, Umemura S, et al. HER2 testing on core needle biopsy specimens from primary breast cancers: interobserver reproducibility and concordance with surgically resected specimens. BMC Cancer. 2010;10:534.
3) van de Ven S, Smit VTHBM, Dekker TJA, et al. Discordances in ER, PR and HER2 receptors after neoadjuvant chemotherapy in breast cancer. Cancer Treat Rev. 2011;37(6):422-30.
4) Wolff AC, Hammond MEH, Hicks DG, et al; American Society of Clinical Oncology; College of American Pathologists. Recommendations for human epidermal growth factor receptor 2 testing in breast cancer: American Society of Clinical Oncology/College of American Pathologists clinical practice guideline update. J Clin Oncol. 2013;31(31):3997-4013.
5) Rakha EA, Pigera M, Shaaban A, et al. National guidelines and level of evidence: comments on some of the new recommendations in the American Society of Clinical Oncology and the College of American Pathologists human epidermal growth factor receptor 2 guidelines for breast cancer. J Clin Oncol. 2015;33(11):1301-2.
6) Arnedos M, Nerurkar A, Osin P, et al. Discordance between core needle biopsy (CNB) and excisional biopsy (EB) for estrogen receptor (ER), progesterone receptor (PgR) and HER2 status in early breast cancer (EBC). Ann Oncol. 2009;20(12):1948-52.
7) Wolff AC, Hammond MEH, Allison KH, et al. Human epidermal growth factor receptor 2 testing in breast cancer: American Society of Clinical Oncology/College of American Pathologists clinical practice guideline focused update. J Clin Oncol. 2018;36(20):2105-22.
8) 日本乳癌学会．乳癌診療ガイドライン．BQ8. 針生検検体を用いたホルモン受容体や HER2 の検索は勧められるか？ http://jbcs.gr.jp/guidline/2018/index/byouri/bq8/（アクセス日：2021.3.30）

CQ 1-3 多発浸潤癌の場合，各々に HER2 検査を行うべきか？

A 原則として最大浸潤径を示す浸潤癌が多く含まれるスライドを対象とする。乳癌には腫瘍内不均一性を示す癌の存在が知られている。検査の対象スライドとは別のスライドに，組織型や組織学的悪性度の異なる病巣が存在する場合は，追加検索を行ってもよい。

解説

乳癌には，画像所見に基づく病理学的検索方法（標本作製数など）にもよるが，同一乳房内に同時に複数の浸潤癌巣を伴う場合がある。それらは multicentric development，multifocal invasion，単一浸潤癌の乳房内転移の 3 通りに分類できる[1-3]。これらの同一乳房内に同時にみられる複数の浸潤癌巣の間で，ER，PgR，HER2 の発現状況が互いに異なる症例の存在が報告されている[4-8]。HER2 に関しては，個々の浸潤癌の比較で 6.0〜9.7％の相違が報告されており[5-8]，同一組織型，悪性度であっても HER2 発現状況が異なる症例が少数ながら存在する。また同一浸潤癌巣内にも異なる組織型（混合癌）や組織学的悪性度成分，ホルモン受容体・HER2 発現状況に不均一性（heterogeneity）が存在することが知られている[9-11]。

HER2 検査施行標本の選択はその後の治療選択に影響を与え得るが，これまでに行われた HER2 陽性乳癌の臨床治験のほとんどは，multifocal の乳癌は対象外となっている。全浸潤癌標本に対して HER2 発現の検討を行うことは，現時点でエビデンスがなく，その検討結果に伴う治療成績，また労力・医療経済的観点を踏まえた今後の検証が必要である。なお，College of American Pathologists（CAP）Guidelines では，HER2 を含む乳癌生物学的因子は考慮せず，乳癌の病理学的検討は最大浸潤径の癌に基づいて行うとし，他の multifocal な浸潤癌成分に関しては組織型や組織学的悪性度が最大浸潤癌と異なる場合に検討・付記報告するとしている[12, 13]。

検索式・参考にした二次資料

PubMed で，breast, multifocal, multicentric, heterogenity のキーワードを用いて検索した。また ASCO/CAP ガイドライン 2018 を参考とした。ハンドサーチで検索した重要文献も追加した。

参考文献

1) Lynch SP, Lei X, Chavez-MacGregor M, et al. Multifocality and multicentricity in breast cancer and survival outcomes. Ann Oncol. 2012;23(12):3063-9.

2) Wolters R, Wöckel A, Janni W, et al; BRENDA Study Group. Comparing the outcome between multicentric and multifocal breast cancer: what is the impact on survival, and is there a role for guideline-adherent adjuvant therapy? A retrospective multicenter cohort study of 8,935 patients. Breast Cancer Res Treat. 2013;142(3):579-90.

3) Boros M, Marian C, Moldovan C, et al. Morphological heterogeneity of the simultaneous ipsilateral invasive tumor foci in breast carcinoma: a retrospective study of 418 cases of carcinomas. Pathol Res Pract. 2012;208(10):604-9.

4) Potts SJ, Krueger JS, Landis ND, et al. Evaluating tumor heterogeneity in immunohistochemistry-stained breast cancer tissue. Lab Invest. 2012;92(9):1342-57.

5) Bartlett AI, Starcyznski J, Robson T, et al. Heterogeneous HER2 gene amplification: impact on patient outcome and a clinically relevant definition. Am J Clin Pathol. 2011;136(2):266-74.

6) Seol H, Lee HJ, Choi Y, et al. Intratumoral heterogeneity of HER2 gene amplification in breast cancer: its clinicopathological significance. Mod Pathol. 2012;25(7):938-48.

7) Garimella V, Long ED, O'Kane SL, et al. Oestrogen and progesterone receptor status of individual foci in multifocal invasive ductal breast cancer. Acta Oncol. 2007;46(2):204-7.

8) Buggi F, Folli S, Curcio A, et al. Multicentric/multifocal breast cancer with a single histotype: is the biological characterization of all individual foci justified? Ann Oncol. 2012;23(8):2042-6.

9) Choi Y, Kim EJ, Seol H, et al. The hormone receptor, human epidermal growth factor receptor 2, and molecular subtype status of individual tumor foci in multifocal/multicentric invasive ductal carcinoma of breast. Hum Pathol. 2012;43(1):48-55.

10) Pekar G, Gere M, Tarjan M, et al. Molecular phenotype of the foci in multifocal invasive breast carcinomas: intertumoral heterogeneity is related to shorter survival and may influence the choice of therapy. Cancer. 2014;120(1):26-34.

11) Bethune GC, Mullen JB, Chang MC. HER2 testing of multifocal invasive breast carcinoma: how many blocks are enough? Am J Clin Pathol. 2013;140(4):588-92.

12) Lester SC, Bose S, Chen YY, et al; Members of the Cancer Committee, College of American Pathologists. Protocol for the examination of specimens from patients with invasive carcinoma of the breast. Arch Pathol Lab Med. 2009;133(10):1515-38.

13) College of American Pathologists. Protocol for the Examination of Specimens From Patients With Invasive Carcinoma of the Breast. https://webapps.cap.org/apps/docs/committees/cancer/cancer_protocols/2012/BreastInvasive_12protocol_3100.pdf (アクセス日：2021.3.30)

> ## CQ 1-4　10%中性緩衝ホルマリン以外の固定液を用いて，IHC 法および FISH 法を行うことか可能か？
>
> **Ａ**　HER2検査の標準化および抗原性保持の点からも10%中性緩衝ホルマリンを用いた固定が望ましい。それ以外のホルマリン固定液を用いる場合は，内部精度管理を厳密に行って，正しい検査結果が得られるように努めるべきである。

▍解説

　米国 ASCO/CAP ガイドラインおよび乳がん HER2 検査病理部会作成の HER2 検査ガイドでは，固定液に関して10%中性緩衝ホルマリンが推奨されている[1,2]。ASCO/CAP ガイドライン2018 においても変更はない[3]。わが国で10%中性緩衝ホルマリンを使用している施設は，およそ9割程度であり，それ以外の施設では15%，20%の中性緩衝ホルマリンなどが使用されている。10%中性緩衝ホルマリン以外の固定液使用については，ASCO/CAP ガイドライン内に注釈があり，施設内での検討が必要である旨の記載がなされている[4,5]。具体的には，陽性・陰性コントロールを用いて適切に検査が行われるかを検討し，検査施行後には陽性率が適切な範囲内にあることを確認するなどの内部精度管理を行うことが大切である。IHC 法による蛋白質発現の検索は，ホルマリン固定液の組成と濃度に影響を受けることが示されているが[6]，10%，15%中性緩衝ホルマリンを用いた施設での検討では各々の HER2 陽性率は適切な範囲内に収まっていると報告されている[7]。

　なお，アルコール，アセトンなどのホルマリン以外での固定液の使用は不可とされている。治験等においてホルマリン固定パラフィン包埋（formalin-fixed paraffin-embedded：FFPE）検体の提出が求められる際，10%中性緩衝ホルマリンで固定された検体の提出が条件として求められることも多く，現時点における実務状況を考慮すると10%中性緩衝ホルマリンを第一選択とするべきであろう。

▍検索式・参考にした二次資料

　PubMed で，breast, human epidermal growth factor receptor type2, HER2, fixation, fixative, formalin のキーワードを用いて検索した。また ASCO/CAP ガイドライン 2018 を参考とした。ハンドサーチで検索した重要文献も追加した。

参考文献

1) Wolff AC, Hammond MEH, Schwartz JN, et al; American Society of Clinical Oncology; College of American Pathologists. American Society of Clinical Oncology/College of American Pathologists

guideline recommendations for human epidermal growth factor receptor 2 testing in breast cancer. J Clin Oncol. 2007;25(1):118-45.

2）乳がん HER2 検査病理部会．抗 HER2 薬の適正な症例選択のための HER2 検査ガイド 乳癌編 第四版，中外製薬，2014.

3）Wolff AC, Hammond MEH, Allison KH, et al. Human epidermal growth factor receptor 2 testing in breast cancer: American Society of Clinical Oncology/College of American Pathologists clinical practice guideline focused update. J Clin Oncol. 2018;36(20):2105-22.

4）Gown AM. Current issues in ER and HER2 testing by IHC in breast cancer. Mod Pathol. 2008;21 Suppl 2:S8-S15.

5）Wolff AC, Hammond MEH, Hicks DG, et al; American Society of Clinical Oncology; College of American Pathologists. Recommendations for human epidermal growth factor receptor 2 testing in breast cancer: American Society of Clinical Oncology/College of American Pathologists clinical practice guideline update. J Clin Oncol. 2013;31(31):3997-4013.

6）Sato M, Kojima M, Nagatsuma AK, et al. Optimal fixation for total preanalytic phase evaluation in pathology laboratories: a comprehensive study including immunohistochemistry, DNA, and mRNA assays. Pathol Int. 2014;64(5):209-16.

7）Hashizume K, Hatanaka Y, Kamihara Y, et al. Interlaboratory comparison in HercepTest assessment of HER2 protein status in invasive breast carcinoma fixed with various formalin-based fixatives. Appl Immunohistochem Mol Morphol. 2003;11(4):339-44.

I

乳癌 HER2 病理診断ガイドライン

CQ 1-5 検体が採取されてからホルマリン固定が行われるまでに許容される時間はどの程度か？

A 検体採取後は速やかにホルマリン固定を行うことが望ましい。生検検体については，乾燥を防ぐ観点からも速やかに，手術検体についても1時間以内，遅くとも2時間以内に固定を行うことが推奨される。

解説

固定するまでにかかる時間が長い delayed fixation は，IHC 法および FISH 法のいずれにも影響を与える。蛋白質や DNA が蛋白質分解酵素や DNase の働きで分解されることで，抗原決定基の構造や DNA 断片の構造に影響を与え，IHC 法，ISH 法で検出できなくなることや反応性が低下することがある。

2時間以上の delayed fixation は FISH 法の結果に有意に影響があるとする論文があり[1]，同論文では1時間以上の delayed fixation はホルモン受容体に対する IHC 法の結果に影響を与えるとしている。これを受けて，ホルモン受容体に関する ASCO/CAP ガイドラインでは1時間以内の固定を推奨している[2]。

IHC 3+ となる場合には，固定までの時間が長くても染色への影響は少ないとする報告はある[1,3]。しかしながら，IHC 2+ 以下の症例や，ER，PgR などのホルモン受容体の IHC 法に対する影響も考慮する必要があり，その観点からも2時間程度を目安として固定を行った方がよいであろう。

わが国では，約半数の施設で1時間以内に手術検体の固定を行っているが，2割程度の施設では固定までに2時間以上かかっている。

検体採取から固定までに時間がかかる場合は，組織融解を防ぐために冷蔵庫に一時保存することで対応する必要があるが，4時間程度に留めておいた方がよい[4,5]。

組織に対するホルマリン浸透は1時間あたり1mm程度なので，大きな切除検体では腫瘍部にホルマリンが到達するまでに時間を要する場合がある。そのため，腫瘍部分の検体を別取りして固定を行うか，腫瘍部に対して割を入れることで，速やかに腫瘍部の固定が行われる必要がある[6]。

検索式・参考にした二次資料

PubMed にて，breast, human epidermal growth factor receptor type2, HER2, fixation, fixative, ischemic のキーワードを用いて検索した。ハンドサーチで検索された重要文献も追加した。

参考文献

1）Khoury T, Sait S, Hwang H, et al. Delay to formalin fixation effect on breast biomarkers. Mod Pathol. 2009;22(11):1457-67.

2）Hammond MEH, Hayes DF, Dowsett M, et al. American Society of Clinical Oncology/College of American Pathologists guideline recommendations for immunohistochemical testing of estrogen and progesterone receptors in breast cancer [published correction appears in Arch Pathol Lab Med. 2010 Aug;134(8):1101]. Arch Pathol Lab Med. 2010;134(6):907-22.

3）Moatamed NA, Nanjangud G, Pucci R, et al. Effect of ischemic time, fixation time, and fixative type on HER2/neu immunohistochemical and fluorescence in situ hybridization results in breast cancer. Am J Clin Pathol. 2011;136(5):754-61.

4）Portier BP, Wang Z, Downs-Kelly E, et al. Delay to formalin fixation 'cold ischemia time': effect on ERBB2 detection by in-situ hybridization and immunohistochemistry. Mod Pathol. 2013;26(1):1-9.

5）Yildiz-Aktas IZ, Dabbs DJ, Bhargava R. The effect of cold ischemic time on the immunohistochemical evaluation of estrogen receptor, progesterone receptor, and HER2 expression in invasive breast carcinoma. Mod Pathol. 2012;25(8):1098-105.

6）Lee AH, Key HP, Bell JA, et al. The effect of delay in fixation on HER2 expression in invasive carcinoma of the breast assessed with immunohistochemistry and in situ hybridisation. J Clin Pathol. 2014;67(7):573-5.

CQ 1-6 10%中性緩衝ホルマリンを用いて固定を行う際に，推奨される固定時間はどの程度か？

A 推奨される固定時間は，切除検体および生検検体ともに 6〜72 時間である。これは HER2 検査だけではなく，同じ検体を用いて行われるホルモン受容体の IHC 法に対しての至適固定時間も考慮した固定時間となっている。

解説

ASCO/CAP ガイドライン 2013 で，推奨される組織固定時間が従来の 6〜48 時間から 6〜72 時間に変更されたが，ASCO/CAP ガイドライン 2018 においても同様である。わが国では 75% 以上の施設で，切除検体の固定時間は 48 時間以内となっている。IHC 3＋であれば，固定時間が 5〜7 日であっても有意な染色性低下はないという報告が複数ある[1,2]が，IHC 1＋/2＋では染色性が低下するという報告もある。FISH 法に関しても，7 日までの固定時間ではシグナル減弱はないとする報告はあるが，過固定により FISH 法に影響を与えるとする報告もある[3,4]。

乳癌治療においては同じ検体を用いてホルモン受容体の検索を IHC 法で行うことが一般的である。72 時間以上の固定では，ホルモン受容体の染色性が低下することがあり，過固定を避けることが必要である[3,4]。遺伝子パネル検査などのゲノム診療に用いる検体ではホルマリン固定による核酸品質保持の観点から，48 時間以内の固定が望ましいとされている[5]。

一方，どの程度まで固定時間を短縮できるかということについては，HER2 検査に関しては，2〜3 時間の固定を行えばスコア 3＋症例では影響はないとする報告が多い。FISH 法に関しては，2 時間固定でシグナルは確認できるとの報告もあるが[6]，6 時間以下であれば影響を受けるという報告もある。ホルモン受容体について，6 時間未満の固定では染色性の低下を生じ得ることが報告されており，CAP では HER2 検査でも IHC 法，ISH 法共に用いるべきではないとされている[7]。以上のことから，固定時間は 6〜72 時間が推奨される。

注意点として，固定液の長期使用によってホルマリン濃度は低下するため，適宜交換するなどして適正なホルマリン濃度に保つことも必要である。また，生検検体では，採取時刻によって固定時間が短くなる可能性もあり，状況によっては採取翌日まで固定を行うことも考慮する必要がある。

検索式・参考にした二次資料

PubMed にて，breast, human epidermal growth factor receptor type2, HER2, fixation time, fixative, delay, short のキーワードを用いて検索した。また ASCO/CAP ガイドライン 2018 を参考とした。ハンドサーチで検索された重要文献も追加した。

参考文献

1）Ibarra JA, Rogers LW. Fixation time does not affect expression of HER2/neu: a pilot study. Am J Clin Pathol. 2010;134(4):594-96. doi:10.1309/AJCPAIJPSN4A9MJI

2）Moatamed NA, Nanjangud G, Pucci R, et al. Effect of ischemic time, fixation time, and fixative type on HER2/neu immunohistochemical and fluorescence in situ hybridization results in breast cancer. Am J Clin Pathol. 2011;136(5):754-61.

3）Tong LC, Nelson N, Tsourigiannis J, et al. The effect of prolonged fixation on the immunohistochemical evaluation of estrogen receptor, progesterone receptor, and HER2 expression in invasive breast cancer: a prospective study. Am J Surg Pathol. 2011;35(4):545-52.

4）Wolff AC, Hammond MEH, Hicks DG, et al; American Society of Clinical Oncology; College of American Pathologists. Recommendations for human epidermal growth factor receptor 2 testing in breast cancer: American Society of Clinical Oncology/College of American Pathologists clinical practice guideline update. J Clin Oncol. 2013;31(31):3997-4013.

5）日本病理学会. ゲノム研究用•診療用病理組織検体取扱い規定. 羊土社, 東京, 2019.

6）Selvarajan S, Bay BH, Choo A, et al. Effect of fixation period on HER2/neu gene amplification detected by fluorescence in situ hybridization in invasive breast carcinoma. J Histochem Cytochem. 2002;50(12):1693-6.

7）Wolff AC, Hammond MEH, Schwartz JN, et al; American Society of Clinical Oncology; College of American Pathologists. American Society of Clinical Oncology/College of American Pathologists guideline recommendations for human epidermal growth factor receptor 2 testing in breast cancer. J Clin Oncol. 2007;25(1):118-45.

CQ 1-7　細胞診検体での HER2 検査は可能か？

Ａ　乳腺穿刺吸引細胞診標本による IHC 法および FISH 法は，浸潤部を特定した判定が困難なため，原則として勧められない。ただし細胞診検体のみが採取可能な部位からの穿刺吸引細胞診あるいは体腔液からの検体では，セルブロック法による検討を考慮する。

解説

　乳癌の原発巣に対する穿刺吸引細胞診は，その低侵襲性や簡便さから，長らく重用されてきた。しかし現在の乳癌診療では，良悪性，組織型，悪性度などの組織学的所見に加えて，ホルモン受容体や HER2，Ki-67 などさまざまなバイオマーカーの検索が必要となった。

　乳腺穿刺吸引細胞診標本を用いた HER2 蛋白および *HER2* 遺伝子増幅に関する検討は，1990 年代より継続的に行われてきた[1-4]。IHC 法，FISH 法のいずれを実施しても，細胞診標本での結果は，対照となる生検ないし手術検体と比較し高い一致率を示したとする報告が多い[2, 4]。しかし HER2 の判定にあたっては，ASCO/CAP ガイドライン 2018 においても従来通り，浸潤巣での発現を評価することが明記されている[5]。また細胞診検体の固定方法についてはホルマリン固定を推奨しているものの，染色性や遺伝子増幅の判定方法は標準化されていない。

　以上のことから，乳腺穿刺吸引細胞診標本による HER2 検査は，浸潤部を特定した判定が困難であり，評価方法が確立していないため，原則として勧められない。ただし，針生検による検体採取が困難な部位から得られた細胞診検体を用いて HER2 検索を行う場合は，後述（CQ1-8）のセルブロック法による評価を考慮する。なおアルコール固定された細胞診検体は HER2 検索に用いない。

検索式・参考にした二次資料

　Pubmed にて human epidermal growth factor receptor type 2, breast cancer, immunocytochemistry のキーワードを用いて検索した。また ASCO/CAP ガイドライン 2018 を参考とした。ハンドサーチで検索した重要文献も参考とした。

参考文献

1) Corkill ME, Katz R. Immunocytochemical staining of c-erb B-2 oncogene in fine-needle aspirates of breast carcinoma: a comparison with tissue sections and other breast cancer prognostic factors. Diagn Cytopathol. 1994;11(3):250-4.
2) Sauter G, Feichter G, Torhorst J, et al. Fluorescence in situ hybridization for detecting erbB-2 amplification in breast tumor fine needle aspiration biopsies. Acta Cytol. 1996;40(2):164-73.

3）Bozzetti C, Nizzoli R, Guazzi A, et al. HER-2/neu amplification detected by fluorescence in situ hybridization in fine needle aspirates from primary breast cancer. Ann Oncol. 2002;13(9):1398-403.
4）Bofin AM, Ytterhus B, Martin C, et ak. Detection and quantitation of HER-2 gene amplification and protein expression in breast carcinoma. Am J Clin Pathol. 2004;122(1):110-9.
5）Wolff AC, Hammond MEH, Allison KH, et al. Human Epidermal Growth Factor Receptor 2 Testing in Breast Cancer: American Society of Clinical Oncology/College of American Pathologists Clinical Practice Guideline Focused Update. J Clin Oncol. 2018;36(20):2105-22.

Ⅰ

乳癌 HER2 病理診断ガイドライン

CQ 1-8　セルブロック検体での HER2 検査は可能か？

Ａ ホルマリン固定でセルブロック化した検体から IHC 法および FISH 法のいずれも技術的には実施可能である。生検不可能な転移・再発病変あるいは体腔液由来の検体が対象となる。ただし，2020 年の時点では，乳癌細胞のセルブロック検体での HER2 検査は保険診療報酬の対象には含まれていない。

解説

　セルブロック法は，細胞診用の検体から組織ブロック標本を作製する方法である。具体的には，通常の細胞診標本作製後に残存する細胞沈渣や組織片を対象として，それらを種々の基材によって凝固・固化，あるいは遠心分離することによって集塊状とし，ホルマリン固定，パラフィン化を行い，組織検体のようにパラフィンブロックを作製する。体腔液や，生検不可能な組織からの穿刺吸引細胞診検体が対象となる。

　セルブロック標本の利点は，組織診と同様に切片を作製し，複数の未染標本から免疫染色を行うことが可能な点にある。ホルマリン固定されたサンプルであれば，通常の組織標本と同じプロトコールを用いて免疫染色を実施可能である。乳癌を対象としたセルブロック法の検討は多数報告されており[1-6]，ホルマリン固定を行い作製されたセルブロック標本では，対照となる組織標本と同等の結果が得られるとする報告が多い[1, 4-6]。また ISH 法についても同様の結果が示されている[7]。

　ASCO/CAP ガイドライン 2018 では前版に引き続き，原発巣と同様，再発巣に関しても HER2 の評価を行うことを強く推奨している[8]。セルブロック法により，生検不可能な再発病変あるいは胸水・腹水などの体腔液由来の検体での HER2 検索は技術的には可能である。ただし，抗 HER2 薬の治療効果との関連性について一定の見解は得られておらず，エビデンスが待たれる。

　なお，令和 2 年診療報酬改定では，セルブロック法を行った場合の診療報酬として，「悪性中皮腫を疑う患者又は組織切片を検体とした病理組織標本作製が実施困難な肺悪性腫瘍，胃癌，大腸癌，卵巣癌，若しくは悪性リンパ腫を疑う患者に対して，穿刺吸引等により採取した検体を用いてセルブロック法により標本作製した場合に算定する」となっている[9]。したがって原則的には，保険診療としてセルブロック法を用いた乳癌 HER2 検査は行えないのが現状である。

検索式・参考にした二次資料

　Pubmed にて human epidermal growth factor receptor type 2, breast cancer, immunocyto-chemistry, cell block のキーワードを用いて検索した。また ASCO/CAP ガイドライン 2018 を参考とした。ハンドサーチで検索した重要文献も参考とした。

参考文献

1) Shabaik A, Lin G, Peterson M, et al. Reliability of Her2/neu, estrogen receptor, and progesterone receptor testing by immunohistochemistry on cell block of FNA and serous effusions from patients with primary and metastatic breast carcinoma. Diagn Cytopathol. 2011;39(5):328-32.

2) Williams SL, Birdsong GG, Cohen C, Siddiqui MT. Immunohistochemical detection of estrogen and progesterone receptor and HER2 expression in breast carcinomas: comparison of cell block and tissue block preparations. Int J Clin Exp Pathol. 2009;2(5):476-80.

3) Hanley KZ, Birdsong GG, Cohen C, et al. Immunohistochemical detection of estrogen receptor, progesterone receptor, and human epidermal growth factor receptor 2 expression in breast carcinomas: comparison on cell block, needle-core, and tissue block preparations. Cancer. 2009;117(4):279-88.

4) Kinsella MD, Birdsong GG, Siddiqui MT, et al. Immunohistochemical detection of estrogen receptor, progesterone receptor and human epidermal growth factor receptor 2 in formalin-fixed breast carcinoma cell block preparations: correlation of results to corresponding tissue block (needle core and excision) samples. Diagn Cytopathol. 2013;41(3):192-8.

5) Nishimura R, Okamoto N, Satou M, et al. HER 2 immunohistochemistry for breast cancer cell blocks can be used in the same way as that used for histological specimens. Diagn Cytopathol. 2016;44(4):274-9.

6) Nishimura R, Murata Y, Mori K, et al. Evaluation of the HER2 and hormone receptor status in metastatic breast cancer using cell blocks: A multi-institutional study. Acta Cytol. 2018;62(4):288-94.

7) Nishimura R, Okamoto N, Satou M, et al. Bright-field HER2 dual in situ hybridization (DISH) assay on breast cancer cell blocks: a comparative study with histological sections. Breast Cancer. 2016;23(6):917-21.

8) Wolff AC, Hammond MEH, Allison KH, et al. Human epidermal growth factor receptor 2 testing in breast cancer: American Society of Clinical Oncology/College of American Pathologists clinical practice guideline focused update. J Clin Oncol. 2018;36(20):2105-22.

9) 日本病理学会. 2020年診療報酬改定「第13部 病理診断」速報.
http://pathology.or.jp/news/kaitei-2020.pdf（アクセス日：2021.3.30）

2) Analytical

> ### CQ 2-1　IHC 法に推奨される抗体はどのようなものがあるか？

> **A** 体外診断用医薬品として認可された抗体を用い，推奨されたプロトコールに則り免疫組織化学法を行う。

▍解説

IHC 法は抗 HER2 抗体薬治療の対象症例を適切に選定するうえで，極めて重要であり，また高い精度で実施することを求められている[1]。

IHC 用抗体は，わが国では体外診断用試薬として 4 社 6 種類が認可されている（表 5-1）[2]。各々の抗体の染色プロトコールに従い，IHC 法を行う必要がある。これらの抗体は，スクリーニング用検査試薬としての感度，特異度，正確度の基準を満たすことが実験データで示されている。ただし，個々の抗体間では，IHC 法のスコアの分布に異なる特徴がみられるとの報告もあり[3]，自施設で使用する抗体の特徴に留意することは重要である。

詳細は本章の最後に掲載する「参考：体外診断用医薬品」（68〜71 頁）を参照いただきたい。

▍検索式・参考にした二次資料

Pubmed にて human epidermal growth factor receptor type 2, breast cancer, immunohistochemistry, antibody のキーワードを用いて検索した。また ASCO/CAP ガイドライン 2018 を参考とした。ハンドサーチで検索した重要文献も参考とした。

表 5-1　**体外診断用医薬品として承認されている免疫染色用キット**

製品名	販売元	抗体種	クローン	認識部位
ダコ HercepTest Ⅱ	アジレント・テクノロジー	P		ICD
ヒストファイン HER2 キット（POLY）	ニチレイバイオサイエンス	P		ICD
ヒストファイン HER2 キット（MONO）	ニチレイバイオサイエンス	MM	SV2-61γ	ECD
Bond ポリマーシステム HER2 テスト	ライカマイクロシステムズ	MM	CB11	ICD
ベンタナ I-VIEW パスウェー HER2 (4B5)	ロシュ・ダイアグノスティックス	MR	4B5	ICD
ベンタナ ultraView パスウェー HER2 (4B5)	ロシュ・ダイアグノスティックス	MR	4B5	ICD

P：polyclonal, MM：monoclonal mouse, MR：monoclonal rabbit, ICD：intracytoplasmic domain, ECD：extracytoplasmic domain

参考文献

1）Wolff AC, Hammond MEH, Allison KH, et al. Human epidermal growth factor receptor 2 testing in breast cancer: American Society of Clinical Oncology/College of American Pathologists clinical practice guideline focused update. J Clin Oncol. 2018;36(20):2105-22.

2）乳がん HER2 検査病理部会. 抗 HER2 薬の適正な症例選択のための HER2 検査ガイド 乳癌編 第四版, 中外製薬, 2014.

3）淵之上史, 増田しのぶ. 乳癌におけるコンパニオン診断. 病理と臨床 2012, 30：1321-7.

> ## CQ 2-2　ISH 法に推奨される試薬はどのようなものがあるか？

A1 DNA レベルの増幅をみる方法として ISH 法（FISH, DISH, CISH）がある。体外診断用医薬品として認可されたキットを用い，推奨されたプロトコールに則り検査を行う。

A2 定量 RT-PCR 法などの分子生物学的方法によっても HER2 発現レベルを調べることも可能であるが，現段階において，IHC 法，ISH 法の代替法としての使用は推奨されない。

A3 次世代シークエンサーを用いた遺伝子パネル検査で *HER2* 遺伝子の増幅を検索することは可能である。

▌解説

　HER2 検査に用いられる ISH 法には，FISH（fluorescence *in situ* hybridization）法，DISH（dual color *in situ* hybridization）法，CISH（chromogenic *in situ* hybridization）法があり，いずれも DNA における *HER2* 遺伝子増幅を検出する[1-5]。3社4種類のキットが承認されており，3つはデュアルプローブ，1つはシングルプローブのキットである（表5-2）。詳細は，本章の最後に掲載する「参考：体外診断用医薬品」（68～71頁）を参照いただきたい。

　FISH 法が *HER2* 遺伝子を蛍光シグナルとして検出するのに対し，CISH 法は色素産生物質によって検出する。CISH 法としてはヒストラ HER2 CISH キット（常光）があるが *HER2* のみのシングルプローブである。

　DISH 法は銀粒子と色素産生物質（ジゴキシゲニン）の両方を用い，明視野下で腫瘍組織の *HER2* 遺伝子を黒色，第17染色体セントロメアを赤色のシグナルとして検出する方法である。DISH 法としては，ベンタナインフォーム Dual ISH HER2 キット（ロシュ・ダイアグノスティックス）があり，*HER2* 遺伝子と第17染色体のセントロメア（CEP17 あるいは CEN17）を検

表 5-2　体外診断用医薬品として承認されている ISH 検査キット

標的	方法	キット / 抗体 / 試薬	製造販売元	抗体タイプ / プローブ	検査対象
DNA	FISH	パスビジョン HER-2 DNA プローブキット	アボットジャパン	デュアルプローブ使用（HER2, CEP17）	癌組織
DNA	FISH	ヒストラ HER2 FISH キット	常光	デュアルプローブ使用（HER2, Ch-17）	癌組織
DNA	DISH	ベンタナインフォーム Dual ISH HER2 キット	ロシュ・ダイアグノスティックス	デュアルプローブ使用（HER2, CEN17）	癌組織
DNA	CISH	ヒストラ HER2 CISH キット	常光	シングルプローブ使用（HER2）	癌組織

出し，FISH 法と同様の方法で遺伝子増幅を判定する。

CISH 法，DISH 法は，いずれも従来法である FISH 法と良好な相関性が得られている。また，これらの方法は，光学顕微鏡下で観察でき，*HER2* 遺伝子増幅状況と腫瘍組織の形態学的特徴の同時観察を実現している。また標本の長期保存も可能である利点がある。

なお，技術的には HER2 蛋白過剰発現と *HER2* 遺伝子の増幅（*HER2* 遺伝子コピー数と *HER2*/CEN17 比）を明視野下に同一切片で観察できるような "gene-protein assay" も開発されているが，実地診療への応用はされていない[6]。

この他，抗 HER2 薬適応検査ではないが，血清中に流出した癌細胞由来 HER2 蛋白を対象とする CLIA（chemiluminescent immunoassay）法も保険収載されており，転移性乳癌患者の再発モニタリングや治療効果評価目的で用いられることがある[7]。

他にも乳癌組織からの *HER2* 過剰発現の検査法としては，Northern blot 法や定量 RT-PCR（reversed transcription-polymerase chain reaction）法，DNA microarray による遺伝子発現解析など分子生物学的手法によって RNA 発現レベルを調べることも可能である。ただし，現時点では体外診断用医薬品としての保険収載はなされていない。定量 RT-PCR 法は，ホルマリン固定パラフィン包埋標本から RNA を抽出して行うことが可能である。定量 RT-PCR 法と，IHC 法あるいは FISH 法を用いた通常の HER2 検査との検討では，高い一致率を示すと報告されているものは多いが，腫瘍の不均一性（heterogeneity）などに起因すると考えられる不一致例が生じている[8,9]。臨床使用が可能な 21 遺伝子アッセイ Oncotype DX® は定量 RT-PCR 法を用いる乳癌予後予測のための遺伝子解析ツールであり，解析される 21 遺伝子のなかには *HER2* も含まれている。Oncotype DX と IHC/FISH 法の比較検討もなされているが，高い割合で偽陰性が生じるとする報告もあり[10,11]，現段階においては IHC/FISH 法の代替法としての使用は推奨されない。

DNA microarray を用いた遺伝子解析ツールとして TargetPrint があり，これは HER2，ER，PgR の mRNA 発現を定量的に評価する。これも同様に IHC/FISH 法との比較検討がなされているが，HER2 陽性症例での一致率は 75〜90％程度とする報告もあり[12]，薬剤適応を決める HER2 検査法としての使用は推奨されない。

次世代シークエンサーを用いたがん遺伝子パネル検査として，2019 年 6 月に FoundationOne® CDx と OncoGuide™ NCC オンコパネルが保険収載された。これらの遺伝子パネルの中には HER2 も解析対象遺伝子として含まれており，コンパニオン診断（検査）として HER2 の検査に使用可能である。ただし現状では，これらの遺伝子パネル検査が HER2 のみを対象とするコンパニオン診断に用いられることは，下記の留意点により現況ではほとんどないと考えられる。

まず，がん遺伝子パネル検査の対象者は，一般的には，①標準的治療がない固形がん，②局所進行もしくは転移があり，標準的治療が終了した（終了見込みを含む）固形がんの患者で，次の新たな薬物療法を希望する場合に検討される，とされている。乳癌では，原発巣あるいは転移巣で従来の HER2 検査がほとんどの患者ですでに実施されていると考えられ，同一サンプルを用いたがん遺伝子パネル検査で結果が覆り，初めて *HER2* 増幅が見つかることはほとんどあり得ないと推察される。

　また保険点数の算定上，およびエキスパートパネル終了までの期間が極めて長いという問題もある。FoundationOne® CDx はコンパニオン診断として使用する場合には，エキスパートパネルでの議論は法規上必要とはされない[13]。しかし算定可能な保険点数は 2,700 点のみであり，パネル検査実施料の 8,000 点の一部のみの算定となるところが注意点として挙げられる。さらに，パネル検査判断および説明料の 48,000 点はエキスパートパネルが実施されるまで算定できず，臨床的進行が早い不幸な転機を辿った悪性腫瘍患者に加えて経過の長い乳癌患者でもその機会を逸する可能性が少なくないことに留意する必要がある（2020 年 7 月現在）。一方，OncoGuide™ NCC オンコパネルは，エキスパートパネルでの議論が必須であり，エキスパートパネルによる治療標的として *HER2* 増幅があるとの報告書をもって，はじめて抗 HER2 薬を使用できる。

▍検索式・参考にした二次資料

　PubMed にて，breast, human epidermal growth factor receptor type2, HER2, testing, technology, RT-PCR, microarray, molecular analysis のキーワードを用いて検索した。ハンドサーチで検索された重要文献も追加した。

参考文献

1) 乳がん HER2 検査病理部会. 抗 HER2 薬の適正な症例選択のための HER2 検査ガイド 乳癌編 第四版. 中外製薬, 2014.
2) Moelans CB, de Weger RA, Van der Wall E, et al. Current technologies for HER2 testing in breast cancer. Crit Rev Oncol Hematol. 2011;80(3):380-92.
3) Brügmann A, Lelkaitis G, Nielsen S, et al. Testing HER2 in breast cancer: a comparative study on BRISH, FISH, and IHC. Appl Immunohistochem Mol Morphol. 2011;19(3):203-11.
4) Wixom CR, Albers EA, Weidner N. Her2 amplification: correlation of chromogenic in situ hybridization with immunohistochemistry and fluorescence in situ hybridization. Appl Immunohistochem Mol Morphol. 2004;12(3):248-51.
5) Horii R, Matsuura M, Iwase T, et al. Comparison of dual-color in-situ hybridization and fluorescence in-situ hybridization in HER2 gene amplification in breast cancer. Breast Cancer. 2014;21(5):598-604.
6) Nitta H, Kelly BD, Padilla M, et al. A gene-protein assay for human epidermal growth factor receptor 2 (HER2): brightfield tricolor visualization of HER2 protein, the HER2 gene, and chromosome 17 centromere (CEN17) on formalin-fixed, paraffin-embedded breast cancer tissue sections. Diagn Pathol. 2012; 7:60.
7) Hayashi N, Nakamura S, Tokuda Y, et al. Serum HER2 levels determined by two methods in patients with metastatic breast cancer. Int J Clin Oncol. 2012;17(1):55-62.
8) Baehner FL, Achacoso N, Maddala T, et al. Human epidermal growth factor receptor 2 assessment in a case-control study: comparison of fluorescence in situ hybridization and quantitative reverse transcription polymerase chain reaction performed by central laboratories. J Clin Oncol. 2010;28(28):4300-6.
9) Lehmann-Che J, Amira-Bouhidel F, Turpin E, et al. Immunohistochemical and molecular analyses of HER2 status in breast cancers are highly concordant and complementary approaches. Br J Cancer. 2011;104(11):1739-46.
10) Dabbs DJ, Klein ME, Mohsin SK, et al. High false-negative rate of HER2 quantitative reverse transcription polymerase chain reaction of the Oncotype DX test: an independent quality assurance study. J Clin Oncol. 2011;29(32):4279-85.

11）Park MM, Ebel JJ, Zhao W, et al. ER and PR immunohistochemistry and HER2 FISH versus oncotype DX: implications for breast cancer treatment. Breast J. 2014;20(1):37-45.

12）Viale G, Slaets L, Bogaerts J, et al; TRANSBIG Consortium & the MINDACT Investigators. High concordance of protein (by IHC), gene (by FISH; HER2 only), and microarray readout (by TargetPrint) of ER, PgR, and HER2: results from the EORTC 10041/BIG 03-04 MINDACT trial. Ann Oncol. 2014;25(4):816-23.

13）佐々木毅．がんゲノム関連病院の施設要件と保険診療．病理と臨床，2020；38(6)：482-8.

CQ 2-3 IHC 法に適した組織切片はどのように作製するか？

A 浸潤癌巣が含まれた 4 μm の薄切標本を IHC 法に用いる。薄切後は可能な限り速やかに染色を行うことが望ましいが，最長でも室温で 6 週間以内の保存に留める。

解説

HER2 検査は，浸潤癌巣を対象として判定を実施する[1]。具体的には，対象症例の組織像を代表する浸潤部を含むパラフィンブロックを選定し，IHC 法に用いる。IHC 法に用いる抗体は，対象とする切片の厚さを 4 μm と規定している。切片の厚さは，染色強度の判定に影響を及ぼし得るので，可能な限り推奨された厚さでの薄切を心掛ける[1]。

パラフィンブロックを薄切して得られた未染色標本を室温で保管すると，経時的に免疫染色の染色性が低下することが知られている[2, 3]。ASCO/CAP ガイドライン 2018[1] では薄切から 6 週間以内の使用を推奨している。薄切後の未染標本を用いた IHC 法の経時的変化を詳細に検討した報告はないが，薄切 6 カ月後の乳癌組織アレイを用いた検討では，HER2 陽性頻度が 64.4 ％から 45.5 ％[4]，あるいは 16.3 ％から 9.6 ％[5] に低下したと報告されている。IHC 法は薄切後，可及的速やかに行うことが望ましい。

既に preanalytical の項で述べたように，IHC 法に適さないものとしては，上述の条件を満たさないものに加え，長時間固定された標本（72 時間以上），固定までの時間が遅延して組織融解を生じた標本，などが挙げられる[1]。

検索式・参考にした二次資料

Pubmed にて human epidermal growth factor receptor 2, breast cancer, immunohistochemistry, storage, loss のキーワードを用いて検索した。また ASCO/CAP ガイドライン 2018 を参考とした。ハンドサーチで検索した重要文献も参考とした。

参考文献

1) Wolff AC, Hammond MEH, Allison KH, et al. Human epidermal growth factor receptor 2 testing in breast cancer: American Society of Clinical Oncology/College of American Pathologists clinical practice guideline focused update. J Clin Oncol. 2018;36(20):2105-22.
2) Jacobs TW, Prioleau JE, Stillman IE, et al. Loss of tumor marker-immunostaining intensity on stored paraffin slides of breast cancer. J Natl Cancer Inst. 1996;88(15):1054-9.
3) Wester K, Wahlund E, Sundström C, et al. Paraffin section storage and immunohistochemistry. Effects of time, temperature, fixation, and retrieval protocol with emphasis on p53 protein and MIB1 antigen. Appl Immunohistochem Mol Morphol. 2000;8(1):61-70.

4）Fergenbaum JH, Garcia-Closas M, Hewitt SM, Lissowska J, Sakoda LC, Sherman ME. Loss of antigenicity in stored sections of breast cancer tissue microarrays. Cancer Epidemiol Biomarkers Prev. 2004;13(4):667-72.

5）Mirlacher M, Kasper M, Storz M, et al. Influence of slide aging on results of translational research studies using immunohistochemistry. Mod Pathol. 2004;17(11):1414-20.

3) Post-analytical

CQ 3-1 報告書に記載すべき内容にはどのようなものがあるか？

A IHC法では染色スコア（0，1＋，2＋，3＋），FISH法（Dual probe法）ないしDISH法では*HER2*/CEP17比（あるいは*HER2*/CEN17比）および1癌細胞あたりの*HER2*遺伝子平均コピー数を記載する。

▌解説

HER2検査では，免疫組織化学法によってHER2蛋白の過剰発現の有無を，ISH法などによって*HER2*遺伝子の増幅の有無を評価する[1]。IHC法では，乳癌細胞の細胞膜における染色強度，細胞膜の全周に占める割合，陽性細胞の割合を総合的に評価し，0，1＋，2＋，3＋のいずれかのスコアを記載する（図1-1，3頁参照）。ISH法では，計測可能な20細胞における*HER2*シグナル数，CEP17シグナル数を計測し報告書に記載する。*HER2*/CEP17比（あるいは*HER2*/CEN17比）および癌細胞あたりの*HER2*遺伝子平均コピー数を算定し，記載する（図1-2を参照）。ASCO/CAPガイドライン2018では*HER2*/CEP17比（あるいは*HER2*/CEN17比）および1癌細胞あたりの*HER2*遺伝子平均コピー数の組み合わせによって5つのグループに分け，必要に応じてIHC法再検，あるいはISH法再計測を行うため，適宜その内容を記載する。

HER2検査の判定基準は時代によって変遷してきた。ASCO/CAPガイドラインは2007年版から2013年版，2018年版に改訂され[1-3]，わが国でもそれらに準じたHER2検査ガイドが公開されてきた[4, 5]。ASCO/CAPガイドライン2018では，HER2検査に用いた抗体やISHプローブ，判定基準などの項目について個別に詳細に記載することを推奨しているが[1]，不可能な場合は検査室内で追跡可能な形で情報を記録しておくことが望まれる。

なお，参考までにASCO/CAPガイドライン2007に記載されているIHC法ならびにISH法検査報告項目を表4-2，4-3（28，29頁参照）に示した。

▌検索式・参考にした二次資料

Pubmedにてhuman epidermal growth factor receptor type 2, breast cancer, immunohistochemistry, fluorescence in situ hybridization, reportのキーワードを用いて検索した。またASCO/CAPガイドライン2018を参考とした。ハンドサーチで検索した重要文献も参考とした。

参考文献

1) Wolff AC, Hammond MEH, Hicks DG, et al; American Society of Clinical Oncology; College of American Pathologists. Recommendations for human epidermal growth factor receptor 2 testing

in breast cancer: American Society of Clinical Oncology/College of American Pathologists clinical practice guideline update. J Clin Oncol. 2013;31(31):3997-4013.

2）Wolff AC, Hammond MEH, Schwartz JN, et al; American Society of Clinical Oncology; College of American Pathologists. American Society of Clinical Oncology/College of American Pathologists guideline recommendations for human epidermal growth factor receptor 2 testing in breast cancer. J Clin Oncol. 2007;25(1):118-45.

3）Wolff AC, Hammond MEH, Allison KH, et al. Human epidermal growth factor receptor 2 testing in breast cancer: American Society of Clinical Oncology/College of American Pathologists clinical practice guideline focused update. J Clin Oncol. 2018;36(20):2105-22.

4）トラスツズマブ病理部会. Herceptin の適正な症例選択のための HER2 検査ガイド 第三版, 中外製薬, 2009.

5）乳がん HER2 検査病理部会. 抗 HER2 薬の適正な症例選択のための HER2 検査ガイド 乳癌編 第四版, 中外製薬, 2014.

乳癌 HER2 病理診断ガイドライン

CQ 3-2 組織型から予測される HER2 検査結果と実際の結果との間に乖離が生じた場合，再検を行う必要があるか？

A ASCO/CAP ガイドライン 2018 では，組織型によって予想される HER2 検査結果と実際の結果が異なる場合，HER2 の再検索を考慮するよう推奨している。病理医あるいは臨床医が，組織型と HER2 判定結果との間に乖離があると判断した場合は，HER2 の再検索を考慮してもよい。

▌解説

　ASCO/CAP ガイドライン 2013 では，組織型によって予想される HER2 検査結果と実際の結果が異なる場合，HER2 の再検索を考慮するよう推奨した[1]。ASCO/CAP ガイドライン 2018 でも，基本的に同様の対処を求めている[2]。HER2 の陽性頻度は，組織型やグレードによって異なり[3]，特に組織学的グレード 3 の浸潤性乳管癌で陽性頻度が高いことが知られている[4]。

　再検を考慮する実例として，組織学的グレードが 1 のホルモン受容体陽性浸潤性乳管癌，ホルモン受容体陽性浸潤性小葉癌，管状癌，粘液癌，浸潤性篩状癌，腺様嚢胞癌などが HER2 陽性だった場合を挙げている[1,2]。これらの組織型では通常，HER2 陰性であるためである[3]（表 1-2）。一方，組織グレード 3 の腫瘍が初回の針生検で HER2 陰性であった場合，2013 年版では切除標本での再検を推奨していたが，2018 年版では再検を考慮してもよい，と推奨度が弱められた。

　現状では，病理医あるいは臨床医が，組織型と HER2 判定結果との間に明らかな乖離があると判断した場合にのみ，HER2 の再検索を考慮してもよい。

▌検索式・参考にした二次資料

　Pubmed にて human epidermal growth factor receptor type 2, breast cancer, histological classification, discordance のキーワードを用いて検索した。また ASCO/CAP ガイドライン 2013, 2018 を参考とした。ハンドサーチで検索した重要文献も参考とした。

参考文献

1) Wolff AC, Hammond MEH, Hicks DG, et al; American Society of Clinical Oncology; College of American Pathologists. Recommendations for human epidermal growth factor receptor 2 testing in breast cancer: American Society of Clinical Oncology/College of American Pathologists clinical practice guideline update. J Clin Oncol. 2013;31(31):3997-4013.
2) Wolff AC, Hammond MEH, Allison KH, et al. Human epidermal growth factor receptor 2 testing in breast cancer: American Society of Clinical Oncology/College of American Pathologists clinical practice guideline focused update. J Clin Oncol. 2018;36(20):2105-22.

3) Weigelt B, Reis-Filho JS. Histological and molecular types of breast cancer: is there a unifying taxonomy? Nat Rev Clin Oncol. 2009;6(12):718-30.

4) Tsuda H. Prognostic and predictive value of c-erbB-2 (HER-2/neu) gene amplification in human breast cancer. Breast Cancer. 2001;8(1):38-44.

4) その他

CQ 4-1 HER2 検査を行うための標本がないが，どうしたらよいか？

A 過去に他院で切除歴がある場合は病理ブロックを取り寄せる。過去の病理ブロックが存在しない場合は，可能な限り，腫瘍組織の採取を試みるべきである（針生検，経内視鏡的生検など）。生検ができないような箇所から採取した腫瘍細胞検体もホルマリン固定でセルブロック化した標本から HER2 検査が可能である（CQ1-7，CQ1-8）。

CQ 4-2 原発・転移性乳癌いずれも HER2 検査に利用不可能な場合はどうしたらよいか？

A 現在，組織標本を用いた IHC 法や ISH 法と同程度の精度で HER2 を検出できる検査はない。どうしても原発巣の検体が入手不可能，あるいは転移巣での生検が困難な場合は，CLIA 法による血清を用いた検査が可能である。CLIA 法は，EIA 法と比較して一般的に広範囲かつ高感度の測定が可能であるとされているが，その意義については一定の見解が得られていない。また近年，血中癌細胞あるいは細胞外遊離 DNA における *HER2* 増幅検出法が開発され，一部では実用化されているが，ISH 法と同等の精度は担保されていない。

CQ 4-3 IHC 法に適さないホルマリン固定パラフィン包埋組織標本はどのようなものか？

A 10％ホルマリン固定ではない標本，固定までの時間が長い delayed fixation 標本，薄切後長時間放置された未染標本，厚い組織切片（5 μm 以上）などが挙げられる。

固定するまでにかかる時間が長い delayed fixation は，IHC 法および FISH 法のいずれにも影響を与える。乳癌の切除から固定までの時間が，FISH 法では 2 時間，IHC 法（ホルモン受容体）では 1 時間を超えると，検査結果に影響を与えるとされており，これを踏まえ，ASCO/CAP ガイドラインでは 1 時間以内の固定を推奨している。固定までに時間がかかる場合には，組織融解を防ぐために冷蔵庫に一時保存することで対応する必要があるが，4 時間程度までに留めておいた方がよい。

パラフィンブロックを薄切して得られた未染色標本を室温で保管すると，経時的に免疫染色の染色性が低下することが知られている。ASCO/CAP ガイドライン

では，薄切から 6 週間以内の使用を推奨している。薄切後は，可及的速やかに行うことが望ましい。

　IHC 法では，対象とする切片の厚さを 4 μm と規定している。切片の厚さは染色強度に影響を及ぼすため，推奨された厚さで切片を作製することが望ましい。

CQ 4-4　IHC 法を用いる検体として凍結検体や細胞診検体で判定は可能か？

　A　IHC 法に用いる検体は 10％ホルマリン固定パラフィン包埋組織切片のみとされている。ホルマリン固定が行なわれない凍結検体やアルコール固定がされた細胞診検体は HER2 検査に用いない。

CQ 4-5　IHC 法，ISH 法で用いる検体はどれくらい前のものまで実施が可能か？

　A　IHC 法は 5 年以上前のもので実施可能であったが，良好な状態で HER2 の検索ができるか否かはそのブロック自体の保管状況に大きく依存する。ISH 法も同様である。ブロック保管については，室温でよいが，多湿を避け冷暗所が望ましい。

CQ 4-6　ISH 法に適さないホルマリン固定パラフィン包埋組織標本はどのようなものか？

　A　IHC 法と同様，10％ホルマリン固定ではない標本，固定までの時間が長い delayed fixation 標本，薄切後長時間放置された未染標本，厚い組織切片などが挙げられる。ISH 法に用いる切片の厚さは 5 μm が推奨されている。

CQ 4-7　IHC 法で「過剰発現」とはどのスコアを示すのか？

　A　一般的には IHC 2＋，3＋ を指すが，抗 HER2 薬による治療対象は IHC 3＋ である。IHC 2＋ は本文で示したように ISH 法による再検査が必要とされる。ISH 法による再検査が不可能な場合は，同一腫瘍の別の組織ブロックを用いた IHC 法などを実施し，他の科学的根拠および臨床所見を考慮し，抗 HER2 薬による治療適応とするかどうか決定することが推奨される。

CQ 4-8 IHC 法における HER2 過剰発現の腫瘍内不均一性（heterogeneity：過剰発現を示す細胞群と示さない細胞群が互いに有意な割合で混在する）をどのように判断したらよいか？

A 強い全周性の細胞膜陽性染色の部分が，浸潤癌成分全体の 10％を超える場合，HER2 蛋白の発現様式が不均一でも IHC 3＋となり，HER2 陽性と判断されるべきである。一方，そのような部分が浸潤癌成分全体の 10％以下の場合，IHC 2＋となり，ISH 法の再検査が推奨される（ASCO/CAP ガイドライン 2018 ではアルゴリズム内から欄外の補足に記載が移された）。

また原発巣と転移巣の間で HER2 過剰発現/増幅の状態は，5.2％（10〜15％というデータもあり）の例で変化することが示されている。さらに転移巣の間でも HER2 発現状態が異なる場合がある。そのため CQ1-1 で述べたように可能なら転移巣での HER2 検査を追加しその状態に従って抗 HER2 薬使用について検討するべきである。

CQ 4-9 ISH 法における *HER2* 増幅の腫瘍内不均一性（heterogeneity：遺伝子増幅を示す細胞群と示さない細胞群が互いに有意な割合で混在する）をどのように判断したらよいか？

A 病理医は，ISH 法の測定を行う前にスライド全体を観察するか，IHC 法を参照することによって *HER2* 増幅が推測される領域を決定する。もしも腫瘍全体の 10％を超える範囲で，*HER2* シグナル数の増加した細胞が連続性に存在する領域が 2 つ目の細胞集団として認められた場合は，最初の細胞集団の 20 個の細胞の計測に加え，別個に 2 つ目の細胞集団内の 20 個の計測を追加で行い，報告書に記載する必要がある[1]。

Starczynski らの検討によると，heterogeneous な *HER2* 遺伝子増幅は単純な形と複雑な形に分類される[2]。単純な Heterogeneous amplification とは，増幅を示す領域と示さない領域が別々に存在し隣接している場合である。また，複雑な Heterogeneous amplification（Intermixed amplification）とは，増幅細胞と非増幅細胞が混在していて領域を分けられない場合である。いずれの形も *HER2* 遺伝子増幅を有するクローンと有さないクローンの 2 つが存在すると解釈されている。ガイドラインには記載されていないが，Starczynski らは，単純な形では，両領域で計測した上で増幅として扱うとしている。また，複雑な形の場合は，3 領域で合計 60 個を計測し平均値を算出して報告する，と述べている。Starczynski らの報告は 2012 年になされているものであり，ASCO/CAP ガイドライン 2018 に照らし合わせ，単純，複雑な場合にかかわらず，「腫瘍全体の 10％を超える範囲で，*HER2* シ

グナル数の増加した細胞が連続性に存在する領域が 2 つ目の細胞集団として認められた場合は，最初の細胞集団の 20 個の細胞の計測に加え，別個に 2 つ目の細胞集団内の 20 個の計測を追加で行い，報告書に記載する」が妥当と考えられる。

　なお，ASCO/CAP ガイドライン 2007 の ISH 法検査報告項目（表 4-3，29 頁参照）にも同様の記載があった。

参考文献

1）Wolff AC, Hammond MEH, Allison KH, et al. Human epidermal growth factor receptor 2 testing in breast cancer: American Society of Clinical Oncology/College of American Pathologists clinical practice guideline focused update. J Clin Oncol. 2018;36(20):2105-22.
2）Starczynski J, Atkey N, Connelly Y, et al. HER2 gene amplification in breast cancer: a rogues' gallery of challenging diagnostic cases: UKNEQAS interpretation guidelines and research recommendations. Am J Clin Pathol. 2012;137(4):595-605.

CQ 4-10　ISH 法においてグループ 2, 3, 4 と判定される症例の割合はどの程度あるか？

A　ASCO/CAP ガイドライン 2018 では，大規模臨床試験や検査センターでの結果をまとめている。その結果，グループ 2 が 0.4〜3.7%，グループ 3 が 0.4〜3.0%，グループ 4 が 1.9〜7.6% であり，特にグループ 2, 3 は低頻度であることが示されている。なお，わが国の過去の FISH 法のデータでは，*HER2*/CEP17 比＜2.0 かつ *HER2* 遺伝子平均コピー数≧4.0〜＜6.0 の例（グループ 4）は 216 例中 21 例（9.7%）であった。

CQ 4-11　IHC 2＋で ISH 法を実施したがグループ 2, 3, 4 の結果であったため，IHC 2＋を確認後，ISH 法の再測定を行ったところ，別のグループの結果となった。このような場合どのように最終判定すればよいか？

A　ISH 法でグループ 2, 3, 4 とされ，IHC 2＋を確認したのち，ISH 法の再測定を行ったところ，ISH 法の結果が異なるグループとなった場合には，経過中の検査結果を考慮し，最終的な陽性/陰性判定を行うこととなる。表 5-3 のような場合が想定される。このような場合への対応については，各施設内で最終的な判定のための手順を取り決めておく必要がある。

　ASCO/CAP ガイドライン 2018 のアルゴリズムでは，IHC 2＋が確認され ISH 法の再測定で初回と同じグループであった場合，グループ 2 と 4 では HER2 陰性，グループ 3 では HER2 陽性と判断される。初回測定と再測定の ISH 検査結果が異な

表 5-3　IHC 2＋の乳癌で，ISH 法検査結果が初回はグループ 2，3，または 4 であったが，再測定では他のグループの結果が出る場合

ISH 1 回目結果	ISH 2 回目結果				
	グループ 1	グループ 2	グループ 3	グループ 4	グループ 5
グループ 2		陰性		陰性	陰性
グループ 3	陽性		陽性		
グループ 4		陰性		陰性	陰性

　陽性あるいは陰性カテゴリーの繰り返し（本文・図表で明確に規定）

　陽性カテゴリーあるいは陰性カテゴリーの繰り返し

　陰性カテゴリーから陽性カテゴリーへ

　陽性カテゴリーから陰性カテゴリーへ

　equivocal カテゴリーから陽性カテゴリーへ

陰性，陽性と記載した部分は，判定に影響しない不一致。記載のない枠については，各施設内で最終的判定のための手順を取り決めておく必要がある。

　るグループであった場合の具体的判断は記載されていない。ただし，グループ 4 についてはこの件に関連するとみられる以下の記載がある。グループ 4 は以前から equivocal とされていたように，境界例の性質を有しており，1 細胞あたり $HER2$ 遺伝子平均コピー数が 4.0 前後，6.0 前後，あるいは $HER2$/CEP17 比 2.0 前後など，閾値との境界値を示す例も多い。これらの例では，測定場所によってたまたま，閾値をわずかに超えて陽性になったり，わずかに足りずに陰性になったりして，2 回の測定結果が別のグループとなることがある。しかしながら，これらの結果の違いが出たからといって，元来の境界例の性質であることは変わらず，複数回の測定で一度偶然にかろうじて陽性値が出たとしても，それは真の増幅とは言えず，IHC 2 ＋の場合は HER2 陰性と判断することを推奨している[1,2]。

　グループ 2 に関しては，IHC 3＋でない限り，HER2 陰性と考えるべきとし，グループ 3 に関しては，IHC 0，1＋でない限り HER2 陽性とすべき，としているが，閾値との境界値を示す腫瘍の場合，ISH の再測定値がたまたま異なるグループとなることがあり得る。グループ 2，3 で閾値との境界値を示す腫瘍の場合（グループ 1 との境界値をとるグループ 2 の例，グループ 2 との境界値をとるグループ 3 の例，など）は，グループ 4 と同様の扱いを考慮してもよいかもしれない。

　なお，上記のような状況とは別に，初回 ISH 実施部位とは別の IHC 2＋の部位での ISH 再測定において，初回と明らかに異なるパターンを示した場合は，$HER2$ 遺伝子に関する腫瘍内不均一性など，別の観点での最終判定が必要と考える（CQ4-9）。

参考文献

1）Wolff AC, Hammond MEH, Allison KH, et al. Human epidermal growth factor receptor 2 testing in breast cancer: American Society of Clinical Oncology/College of American Pathologists clinical practice guideline focused update. J Clin Oncol. 2018;36(20):2105-22.

2）Rakha EA, Allison KH, Ellis IO, et al. Invasive breast carcinoma: general overview. Eds WHO Classification of Tumours Editorial Board. Breast Tumours. WHO Classification of Tumours, 5th Edition, Volume 2. International Agency for Research on Cancer (IARC), 2019, pp.82-102.

I
乳癌 HER2 病理診断ガイドライン

体外診断用医薬品

　各製品の添付文書における判定基準は，その当時のガイドラインに従って作成されているためまちまちである。これまで述べてきたように，本ガイドライン記載の判定基準が現時点で最もエビデンスに基づき，国際的に受け入れられており，わが国の臨床医も本ガイドライン記載の基準に沿って診療を行っていることから，**添付文書の記載にかかわらず，ASCO/CAP ガイドライン 2018 の基準に準拠して判定することが推奨される**。添付文書と本ガイドラインの判定基準に関する解離については，病理医と臨床医が十分に情報を共有しておくことが望まれる。

IHC 法

ダコ HercepTest Ⅱ

（アジレント・テクノロジー株式会社　体外診断用医薬品・保険収載済み）

　ダコ HercepTest Ⅱは，1998 年に米国 FDA によりトラスツズマブ（ハーセプチン）治療対象症例選択のスクリーニングキットとして承認されており，用手法とアジレント社の自動染色装置対応のキットがある。一次抗体としてポリクローナル抗体を使用しており，FISH との一致率は 89％とのデータがある。添付文書の判定基準（0, 1+, 2+, 3+）は ASCO/CAP ガイドライン 2018 とほぼ同一である。

> ダコ HercepTest Ⅱの詳細情報は，
> https://www.agilent.com/ja-jp/product/pharmdx/herceptest-kits を参照のこと。

ベンタナ I-VIEW パスウェー HER2（4B5）
ベンタナ ultraView パスウェー HER2（4B5）

（ロシュ・ダイアグノスティックス株式会社　体外診断用医薬品・保険収載済み）

　ベンタナ I-VIEW パスウェー HER2（4B5），ならびにベンタナ ultraView パスウェー HER2（4B5）は，HER2 蛋白と反応する一次抗体としてウサギモノクローナル抗体（クローン 4B5）を使用している。ロシュ・ダイアグノスティックス社の全自動染色装置に対応している。ベンタナ I-VIEW パスウェー HER2（4B5）における FISH 法との一致率は，88.2〜90.0％との報告がある。現時点の添付文書では，ASCO/CAP ガイドライン 2013 の判定基準（0, 1+, 2+, 3+）が記載されているので，判定においては ASCO/CAP ガイドライン 2018 基準を考慮した上で，判定基準を臨床医と共有しておくことが肝要と思われる。

> ベンタナ I-VIEW パスウェー HER2（4B5），
> ならびにベンタナ ultraView パスウェー HER2（4B5）の詳細情報は，
> http://www.roche-diagnostics.jp/ を参照のこと。

ヒストファイン HER2 キット（MONO）

（株式会社ニチレイバイオサイエンス　体外診断用医薬品・保険収載済み）

　ヒストファイン HER2 キット（MONO）は，一次抗体に HER2 の細胞外領域を認識するモノクローナル抗体（クローン SV2-61γ），染色系に標識ポリマーを利用した HER2 蛋白検出キットである。用手法対応とニチレイバイオサイエンス社の自動染色装置対応のキットがある。FISH 法との一致率が98％との報告がある。添付文書の判定基準（0, 1+, 2+, 3+）は ASCO/CAP ガイドライン 2018 とほぼ同一である。

　ヒストファイン HER2 キット（MONO）の詳細情報は
https://www.nichirei.co.jp/bio/ を参照のこと。

ヒストファイン HER2 キット（POLY）

（株式会社ニチレイバイオサイエンス　体外診断用医薬品・保険収載済み）

　ヒストファイン HER2 キット（POLY）は，一次抗体に HER2 の細胞内領域を認識するポリクローナル抗体，染色系に標識ポリマーを利用した HER2 蛋白検出キットである。用手法対応とニチレイバイオサイエンス社の自動染色装置対応のキットがある。添付文書の判定基準（0, 1+, 2+, 3+）は ASCO/CAP ガイドライン 2018 とほぼ同一である。

　ヒストファイン HER2 キット（POLY）の詳細情報は
https://www.nichirei.co.jp/bio/ を参照のこと。

Bond ポリマーシステム HER2 テスト

（ライカマイクロシステムズ株式会社　体外診断用医薬品・保険収載済み）

　Bond ポリマーシステム HER2 テストは，HER2 の細胞内領域を認識するモノクローナル抗体（クローン CB11）を使用した HER2 蛋白検出キットである。同キットは，ライカマイクロシステムズ社の全自動免疫染色装置 BOND シリーズに対応している。現時点の添付文書では，ASCO/CAP ガイドライン 2007 の判定基準（0, 1+, 2+, 3+）が記載されているので，判定においては ASCO/CAP ガイドライン 2018 基準を考慮した上で，判定基準を臨床医と共有しておくことが肝要と思われる。

　Bond ポリマーシステム HER2 テストの詳細情報は
https://www.leicabiosystems.com/jp/ を参照のこと。

ISH 法

パスビジョン HER-2 DNA プローブキット

（アボットジャパン株式会社　体外診断用医薬品・保険収載済み）

　パスビジョン HER-2 DNA プローブキット（PathVysion）は，ホルマリン（10％中性緩衝ホルマリン）固定パラフィン包埋組織切片上で，それぞれ別の蛍光色素で標識したプローブを用いて，*HER2* DNA と第17染色体セントロメア DNA（CEP17）のシグナルを検出する

デュアルプローブ FISH 法である。わが国では，2002 年 1 月に乳癌，2010 年 12 月に胃癌の対外診断用医薬品として承認されている。*HER2*/CEP17 比が 2.0（カットオフ値）以上を*HER2*/*neu* 遺伝子増幅と判定すると記載されており，判定においては ASCO/CAP ガイドライン 2018 基準を考慮した上で，判定基準を臨床医と共有しておくことが肝要と思われる。

> パスビジョン HER-2 DNA プローブキットの詳細情報は
> https://www.molecular.abbott/us/en/products/oncology/pathvysion-her-2-dna-probe-kit
> を参照のこと。

■ ヒストラ HER2 FISH キット

（株式会社常光　体外診断用医薬品・保険収載済み）

　ヒストラ HER2 FISH キットは，ホルマリン固定パラフィン包埋組織切片上で，それぞれ別の蛍光色素で標識した HER2 DNA と第 17 染色体セントロメア DNA プローブを用いるデュアルプローブ FISH 法である。本キットは操作工程が少なく簡便であることが特徴とされる。添付文書では，*HER2*/Ch-17 比が 2 以上を *HER2*/neu 遺伝子増幅と判定すると記載されており，判定においては ASCO/CAP ガイドライン 2018 基準を考慮した上で，判定基準を臨床医と共有しておくことが肝要と思われる。

> ヒストラ HER2 FISH キットの詳細情報は，
> https://jokoh.com/products/maker/product11/ を参照のこと。

■ ベンタナ インフォーム Dual ISH HER2 キット

（ロシュ・ダイアグノスティックス株式会社　体外診断用医薬品・保険収載済み）

　ベンタナ インフォーム Dual ISH HER2 キットは，ホルマリン固定パラフィン包埋組織切片上で，それぞれ別の色素等で標識した HER2 DNA と第 17 染色体セントロメア（CEN17）DNA を用いて検出するデュアルプローブを用いた DISH 法である。*HER2* 遺伝子と CEN17 のシグナルは光学顕微鏡で観察可能であり，標本全体の観察も同時に行える利点がある。現時点の添付文書では，ASCO/CAP ガイドライン 2013 の判定基準が記載されているので，判定においては ASCO/CAP ガイドライン 2018 基準を考慮した上で，判定基準を臨床医と共有しておくことが肝要と思われる。

> ベンタナインフォーム Dual ISH HER2 キットの詳細情報は，
> http://www.roche-diagnostics.jp/ を参照のこと。

■ ヒストラ HER2 CISH キット

（株式会社常光　体外診断用医薬品・保険収載済み）

　ヒストラ HER2 CISH キットは，ホルマリン固定パラフィン包埋組織切片上で，色素（ジゴキシゲニン）で標識した HER2 DNA プローブを用いるシングルカラー FISH 法である。添付文書の *HER2* 陽性判定基準が，「測定のために選んだ領域内の＞50％のがん細胞において核あたり *HER2*/neu 遺伝子の＞5 ドットまたは大クラスターまたは小クラスターまたは複数

ドットとクラスターの混合」と記載されているため，判定においては ASCO/CAP ガイドライン 2018 基準を考慮した上で，判定基準を臨床医と共有しておくことが肝要と思われる。

> ヒストラ HER2 CISH キットの詳細情報は，
> https://jokoh.com/products/maker/product11/ を参照のこと。

ケミルミ Centaur-HER2/*neu*

（シーメンスヘルスケア・ダイアグノスティックス株式会社　体外診断用医薬品・保険収載済み）

　本キットは HER2 蛋白の細胞外領域を認識する 2 種類の特異的なモノクローナル抗体を使用した化学発光免疫測定（chemiluminescent immunoassay：CLIA）法で，反応形式はサンドイッチ法である。全自動として唯一の血清系 HER2 検査法であり，凍結保存血清による測定も可能である。血清中 HER2 蛋白が過剰発現している患者のモニターおよび再発乳癌の診断補助として測定する。測定値はトラスツズマブによる治療の影響を受けない。

> ケミルミ Centaur-HER2/*neu* の詳細情報は，
> https://www.siemens-healthineers.com/jp/clinical-specialities/oncology/laboratory-diagnostics-in-oncology/her2-overview を参照のこと。

（各 URL のアクセス日：2021.3.30）

II

胃癌 HER2 病理診断ガイドライン

はじめに

　HER2蛋白の過剰発現と*HER2*遺伝子の増幅が乳癌における分子標的治療薬として最初に臨床導入されたトラスツズマブの特異的な標的であり，ハーセプチン®が2001年に薬価収載された。胃癌においては，日本を含む国際共同第Ⅲ相試験であるToGA試験で，標準的な化学療法にトラスツズマブを併用することで全生存期間の有意な延長がもたらすことが示され，ハーセプチン®が「HER2過剰発現が確認された治癒切除不能な進行・再発の胃癌」での適応で2011年3月に承認された。HER2に関する病理診断について「胃癌・乳癌HER2病理診断ガイドライン第1版」（日本病理学会2015年）と，製薬会社や試薬メーカー主導の検査ガイドが発行されてきた。ハーセプチン®の承認から約10年が経過し，同じ効能・効果を有するバイオシミラーも発売され，CAP/ASCP/ASCOガイドライン2016で胃・食道胃接合部腺癌HER2検査ガイドラインが示された。日本病理学会では乳癌と胃癌のHER2ワーキンググループが組織され，協力して「乳癌・胃癌HER2病理診断ガイドライン第2版」を発刊することになった。

胃癌HER2サブワーキンググループ

1 胃癌 HER2 病理診断ガイドラインの改訂概要

1) HER2 検査のアルゴリズム

　胃・食道胃接合部腺癌に対する CAP/ASCP/ASCO ガイドライン 2016（図 1-1）では，まず IHC 法が実施され，IHC 2+（equivocal）となった場合に ISH 法を実施することが推奨されている[1]。IHC 3+（陽性）もしくは 0/1+（陰性）の場合に ISH 法の実施は必要とされていない。

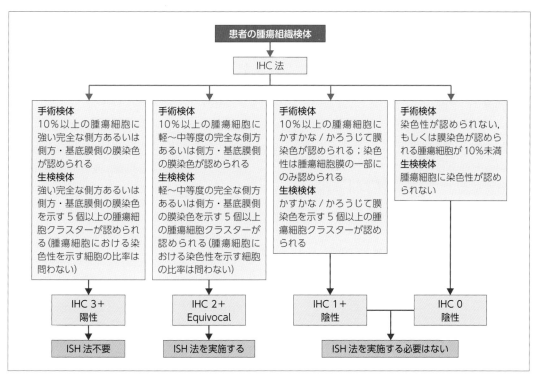

図 1-1　胃癌 HER2 診断アルゴリズム

2. HER2 と抗 HER2 薬について

1) 胃癌における HER2 発現の意義

HER2（/neu/c-erbB-2）遺伝子はヒト上皮増殖因子受容体（epidermal growth factor receptor：EGFR）遺伝子と類似の構造を有する癌遺伝子として同定された。*HER2* 遺伝子のコードする産物（HER2 蛋白）は細胞膜を貫通する受容体型糖蛋白で，チロシン残基のリン酸化により活性化され，RAS/RAF シグナル伝達経路を介して細胞の増殖などに関与している。

胃癌における HER2 の蛋白過剰発現もしくは遺伝子増幅頻度は 7～38％と考えられている。HER2 蛋白発現について，過剰発現の頻度は胃癌に比べ胃食道接合部癌で高く，また胃癌においては未分化型癌に比して分化型癌で高いとされている（4. 胃癌 HER2 の特徴，84 頁参照）。

ToGA 試験においては，IHC 3＋もしくは IHC 2＋/FISH 陽性が HER2 陽性とされ，切除不能進行・再発胃癌患者 3,803 例中 810 例（21.3％）が HER2 陽性と判定された[2]。この際，欧米とアジアから登録された患者間での有意な差は認められなかった。わが国の Stage Ⅱ/Ⅲ胃癌を対象とした ACTS-GC 試験からの報告では，IHC 3＋または IHC 2＋かつ DISH 陽性を HER2 陽性と定義した場合，HER2 陽性率は 13.6％であった[3]。また治癒切除不能な進行・再発胃癌患者を対象とした JFMC44-1101 試験において，IHC 3＋または IHC 2＋かつ FISH 陽性を HER2 陽性と定義した場合の陽性率は 15.6％（223/1,427 例）であった[4]。

2) 予後および効果予測因子としての HER2

HER2 蛋白過剰発現もしくは遺伝子増幅と予後に関する報告は複数あるが，その評価は一定していない[5,6]。ACTS-GC 試験からの報告では，HER2 陽性群と陰性群で予後に統計学的有意差を認めなかった[3]。ToGA 試験では，HER2 陽性胃癌は標準的な化学療法にトラスツズマブを併用することで全生存期間の有意な延長をもたらすことが示された[2]。IHC 3＋もしくは IHC 2＋/FISH 陽性は，抗 HER2 抗体薬トラスツズマブに対する治療効果予測因子となる。ToGA 試験において，IHC 0 および 1＋となる症例のそれぞれ 11％，12％が FISH 陽性となったが，これらの群に対するトラスツズマブ併用の有効性は確認されていない。

3) 胃癌治療で用いられる薬剤

HER2 陽性胃癌に対して日本で承認されている抗 HER2 薬には，トラスツズマブ（2011 年 3 月に承認）とトラスツズマブ デルクステカン（2020 年 9 月に承認）がある。トラスツズマブの効能・効果は，HER2 過剰発現が確認された治癒切除不能な進行・再発の胃癌である。また，トラスツズマブ デルクステカンの効能・効果は，癌化学療法後に増悪した HER2 陽性の治癒切除不能な進行・再発の胃癌である。

トラスツズマブは，ハーセプチン®（中外製薬株式会社）が最初に承認され，その後 4 社（セ

ルトリオン・ヘルスケア・ジャパン株式会社，日本化薬株式会社，ファイザー株式会社，第一三共株式会社）からバイオシミラー（バイオ後続品）が販売されている。

3. 抗 HER2 薬対象患者の選択方法（HER2 検査法）

1）対象となる胃癌患者と理想的な検体

　トラスツズマブは HER2 陽性が確認された治癒切除不能な進行・再発の胃癌が対象となり，他の化学療法薬と併用して用いられる。また，トラスツズマブ デルクステカンは化学療法後に増悪した HER2 陽性の治癒切除不能な進行・再発の胃癌が対象となる。食道胃接合部癌についてはいずれも腺癌が対象である。

　「胃癌・乳癌 HER2 病理診断ガイドライン第 1 版」（日本病理学会 2015 年）と「胃癌取扱い規約第 15 版」（日本胃癌学会 2017 年）では，採取検体のプレアナリシス段階（固定前・固定後プロセス）における推奨条件が記載されているが，他のゲノム検査との整合性を図るため，本ガイドラインではその後発刊された「ゲノム研究用・診療用病理組織検体取扱い規定」（日本病理学会 2019 年）に可能な限り従う。

　生検検体，内視鏡切除検体，外科切除検体のいずれにおいても新鮮な 10％中性緩衝ホルマリンで 6 時間以上 48 時間以内固定され，パラフィン包埋された検体を用いることが推奨される（胃癌取扱い規約と乳癌取扱い規約では固定時間は 72 時間まで許容している）。生検検体は採取後，速やかに固定液に浸漬する。ろ紙にのせる場合も乾燥には注意する。内視鏡切除検体は，口側・肛門側を明記した後，固定板上で内視鏡観察所見における腫瘍径と矛盾しない程度に伸展して速やかに固定液に浸漬する。外科切除検体は，乾燥させないようにして摘出後速やかに冷蔵庫など 4℃ 下で保管し，1 時間以内，遅くとも 3 時間以内に，切開，写真撮影と固定板上での伸展・張り付けを行い，固定液に浸漬することが望ましい。摘出後 30 分以上室温で保持することは極力回避する。

2）免疫組織化学（immunohistochemistry：IHC）法

① IHC 法の手順[1]

・HER2 検査は生検，外科切除検体いずれでも可能である。腫瘍内の HER2 発現の不均一性を考慮し，生検検体では腫瘍を含む組織片が 5 個以上，理想的には 6〜8 個含まれることが望ましい。原発巣，転移巣はどちらも利用可能であるが（4. **胃癌 HER2 の特徴**，84 頁参照），いずれも組織検体の入手が困難な場合は，fine needle aspiration や体腔液の腫瘍細胞から作製したセルブロックを用いることも許容される。

・胃癌における HER2 発現には腫瘍内不均一性がしばしば認められ，分化型腺癌の方が未分化型腺癌よりも HER2 陽性頻度が高いとされる。そのため複数の腫瘍組織ブロックが入手可能な場合は，より分化型腺癌成分を多く含むブロックを選択することが望ましい。腫瘍内で組織型が大きく異なる成分がある場合は，それぞれの組織型の成分で HER2 免疫染色を行うこ

とも考慮される。

・薄切は厚さ 4 μm が望ましい。厚すぎるまたは薄すぎる切片は染色性に影響を及ぼす恐れがある。染色に用いる試薬のメーカーが異なる厚さを推奨する場合，検査室での精度管理の結果，異なる厚さが望ましいと判断された場合はこの限りではない。

・免疫染色を行う際には，対象とする検体と同じスライドガラス上に結果が既知の検体（陽性組織と陰性組織）をのせ，比較対照のためのコントロールとする。どのメーカーの抗体を用いる場合でも，HER2 発現状態が既知の検体を用いた精度管理を行うことが重要である。

② IHC 法に用いられる試薬

2020 年 1 月時点で PMDA より体外診断用医薬品として承認を受けているのは Bond ポリマーシステム HER2 テスト，ベンタナ I-VIEW パスウェー HER2（4B5），ベンタナ *ultra*View パスウェー HER2（4B5），ヒストファイン HER2 キット（MONO），ヒストファイン HER2 キット（POLY），ダコ HercepTest II である。ただし，ベンタナ *ultra*View パスウェー HER2（4B5）は添付文書において "乳癌以外の検体を用いた相関性試験等での性能は検討されておらず，乳癌以外の癌種の検体での性能はまだ確認されていません。" と記載されている。本ガイドラインで特定のメーカーの試薬を推奨することはしない。

③ IHC 法の判定方法[1,2,7]（図 3-1〜3-5）

・HER2 免疫染色標本の判定は Rüschoff/Hofmann らが提唱し，ToGA 試験でも用いられた方法に従って行う。

・免疫染色の評価は細胞膜の染色を見て行う。核や細胞質のみの染色は陰性と判断する。ただし乳癌の場合と異なり，胃癌や食道胃接合部腺癌で腺腔を形成する癌細胞の場合，管腔側の細胞膜が陽性とならない場合もあるため，全周性の場合だけでなく，側方と基底側，もしくは側方のみの細胞膜の染色も陽性と判定する。管腔側のみが染まり，側方および基底側の細胞膜が染まらない場合は陰性と判定する。

・判定は 0，1＋，2＋，3＋の 4 段階で行う。0 と 1＋は陰性と判断される。3＋は陽性である。2＋の場合は equivocal と判断され，後述の ISH 法による判定が必要となる。この 4 段階評価の判定基準は，下記のように生検検体と外科的切除検体とで異なることに注意する。

（1）生検検体の場合

　　0 ：どの腫瘍細胞にも細胞膜の染色が認められない，もしくは 5 個未満の腫瘍細胞からなる cluster のみに細胞膜の染色が認められる。

　　1＋：5 個以上の腫瘍細胞からなる cluster においてかすかな細胞膜の染色が認められる。染色される腫瘍細胞の割合は問わない。

　　2＋：5 個以上の腫瘍細胞からなる cluster において弱〜中程度の細胞膜の染色（全周性，基底側と側方，もしくは側方のみ）が認められる。染色される腫瘍細胞の割合は問わない。

　　3＋：5 個以上の腫瘍細胞からなる cluster において強い細胞膜の染色（全周性，基底側

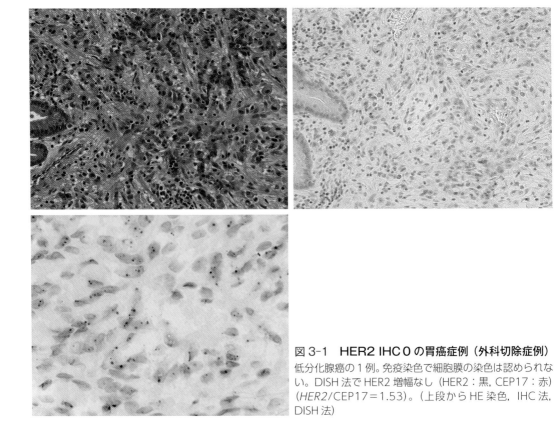

図 3-1　HER2 IHC 0 の胃癌症例（外科切除症例）
低分化腺癌の 1 例。免疫染色で細胞膜の染色は認められない。DISH 法で HER2 増幅なし（HER2：黒, CEP17：赤）（*HER2*/CEP17 = 1.53）。（上段から HE 染色，IHC 法，DISH 法）

と側方，もしくは側方のみ）が認められる。染色される腫瘍細胞の割合は問わない。

(2)　外科的切除検体の場合

0 ：どの腫瘍細胞にも細胞膜の染色が認められない，もしくは 10％未満の細胞のみに細胞膜の染色が認められる。

1＋：腫瘍細胞の 10％以上において，かすかな細胞膜の染色，もしくは染色強度によらず細胞膜の一部のみの染色が認められる。

2＋：腫瘍細胞の 10％以上において，弱〜中程度の細胞膜の染色（全周性，基底側と側方，もしくは側方のみ）が認められる。

3＋：腫瘍細胞の 10％以上において，強い細胞膜の染色（全周性，基底側と側方，もしくは側方のみ）が認められる。

3) *in situ* ハイブリダイゼーション（*in situ* hybridization：ISH）法[1]

・*in situ* hybridization（ISH）法の検査方法に関する解説は乳癌の項を参照のこと。ISH 法には暗視野で行う FISH（fluorescence *in situ* hybridization）法，明視野で行う CISH（chromogenic *in situ* hybridization）法・DISH（dual color *in situ* hybridization）法がある。明視野の ISH 法は，蛍光顕微鏡や暗室が不要で，腫瘍細胞の核を同定しやすい点が優れているが，

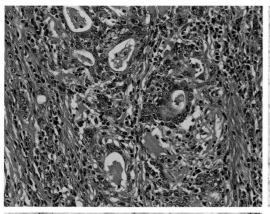
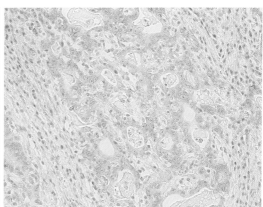
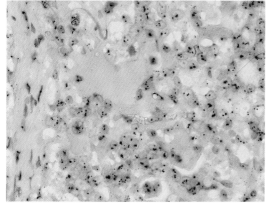

図 3-2　HER2 IHC 1＋の胃癌症例（外科切除症例）
細胞膜にかすかな陽性像がみられる。部分的な細胞膜の陽性像を示す細胞も認められる。弱～中等度の全周性ないし側方，基底側の染色性を示す細胞も少量みられるが，10％に満たない。DISH 法で HER2 増幅なし（*HER2*/CEP17 ＝1.30）。（上段から HE 染色，IHC 法，DISH 法）

個々のシグナルの数えやすさは暗視野の FISH 法の方が優れている。暗視野法，明視野法いずれも結果は概ね一致するとされている。

・組織切片の厚さは 4 μm が望ましい。染色に用いる試薬のメーカーが異なる厚さを推奨する場合，検査室での精度管理の結果，異なる厚さが望ましいと判断された場合はこの限りではない。切片が薄すぎると評価可能なシグナルを含む細胞数が減り，厚すぎると細胞核の重なりによりカウントが難しくなるうえ，protease 処理や probe の反応等が十分に行えない可能性も生じる。

・ISH 法は IHC 2＋（equivocal）と判定された症例を対象に行う。浸潤性の腺癌で，免疫組織化学で最も強く染まった部位を同定，マーキングしておき，同じ部位を ISH 法で評価する。HER2 免疫染色と同様，その遺伝子増幅にも腫瘍内の不均一性があるため，免疫染色で最も強く陽性となる領域を対象に検討を行うことが望ましい。免疫染色を判定する者と ISH を評価する者が異なる場合は，腫瘍の組織型に関する情報（腫瘍細胞比率の多寡，炎症細胞等の非腫瘍細胞の混在，腺管形成の有無，腫瘍細胞の核の大きさ等）を伝え，ISH 法の評価の際に非腫瘍細胞を誤ってカウントしないように努める。外部の検査施設に委託する場合は，ISH 法でカウントすべき部位について特に十分な情報提供が必要である。

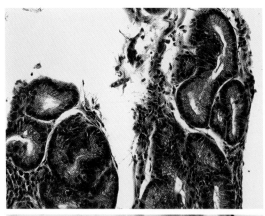
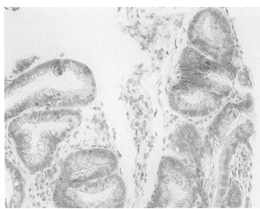
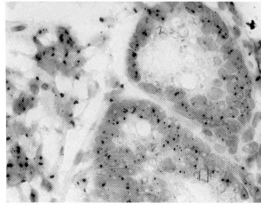

図 3-3　HER2 IHC 2＋の胃癌症例（生検）
中等度の細胞膜の陽性像を示す tumor cell cluster が認められる。DISH 法で HER2 増幅なし（*HER2*/CEP17＝1.11）。（上段から HE 染色，IHC 法，DISH 法）

ISH 法の評価方法（図 3-1～3-5）

・互いに重なりのない，かつ形態的に癌細胞と考えられる核を対象に，CEP17 と *HER2* のシグナルをカウントする。弱拡大で最も *HER2* シグナルが多そうな領域を選択し，高倍率にして最低 20 個の核でカウントを行う。*HER2* 増幅のある核とない核が隣接しているときは両方をカウントに含める。

・*HER2* と CEP17 のシグナル比（*HER2*/CEP17）が 2.0 以上の場合，遺伝子増幅ありと判定する。2.0 未満の場合は遺伝子増幅なしと判定する。*HER2*/CEP17 が 1.8 以上 2.2 以下の場合はさらに 20 個の細胞をカウントし，計 40 個で判定することが望ましい[8]。

・核 1 個あたりの CEP17 シグナルの数が 3 個以上認められる "polysomy" が一部の症例に生じる（ToGA 試験では 4.1％）。この場合，*HER2*/CEP17 が 2.0 以下であっても，核 1 個あたりの *HER2* シグナル数が 6 を超える場合は遺伝子増幅ありと判定し，4 未満の場合は遺伝子増幅なし，と判定する。4 以上 6 以下の場合はさらに 20 個の核でカウントを行い判定する。計 40 個カウントしても判定困難な場合は，腫瘍内のカウントする場所を再検討する，検査対象のブロックを変える，Chromosome 17 のプローブを他のものに変える，ゲノム解析等の他の検査法を検討する，等の対応を考慮する。

・核 1 個あたりに CEP17 シグナルが 1 個しかない "monosomy" をどう扱うべきか，定まった結論は出ていない。核内にシグナルが 1 個しかない場合も，monosomy ではなく薄切の際に

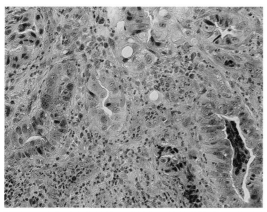
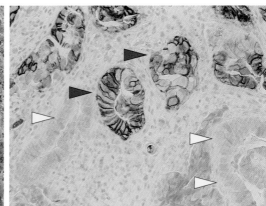

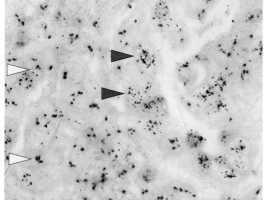

図 3-4　HER2 IHC 3＋の胃癌症例（生検）

強い細胞膜の陽性像を示す tumor cell cluster が認められる。管腔を形成する腫瘍細胞では管腔面の細胞膜が染まらず，基底側や側方の細胞膜のみ染まる傾向がある。また本症例のように同一生検内で陽性細胞（赤矢頭）と陰性細胞（黄矢頭）が混在する症例は稀ではない。DISH 法で *HER2* 遺伝子増幅が認められる（*HER2*/CEP17＝8.38）。ただし免疫染色と同様，遺伝子増幅を示す腫瘍細胞（赤矢頭）と遺伝子増幅のない腫瘍細胞（黄矢頭）が混在しており，腫瘍内 heterogeneity を示す。（上段から HE 染色，IHC 法，DISH 法）

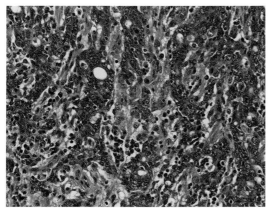
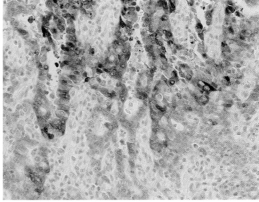

図 3-5　HER2 免疫染色の非特異的染色像を示す胃癌症例（手術例）

細胞質に強い染色を認めるが，細胞膜の染色は明らかでない。このような症例は HER2 陰性とみなすべきである。（左段から HE 染色，IHC 法）。

残りの1個の遺伝子が切片内に偶然含まれなかった可能性もある。現状では CEP17 が核あたり1個しかない場合でも，*HER2*/CEP17 シグナル比を基準に判定を行う。

・CEP17 の polysomy や monosomy が認められた場合は，その旨を報告書に記載することが望ましい。

4. 胃癌 HER2 の特徴

1）分化型と未分化型（intestinal type と diffuse type）

　胃癌における HER2 の蛋白過剰発現もしくは遺伝子増幅の頻度は組織型により異なり，ToGA 試験の報告によると Laurén 分類に基づく陽性率は intestinal type で 32.2％，diffuse type で 6.1％と intestinal type で陽性の頻度が高い[2]。わが国での多施設試験 JFMC44-1101 の結果も intestinal type で 32.7％，diffuse type で 11.7％と intestinal type での陽性率が高い[4]（表 4-1，4-2）。WHO 分類（2010）[9]での陽性率は報告により幅があるものの，Low grade, G1 で 15〜45％，High grade, G3 で 6〜28％と Low grade で陽性の頻度が高いことから，胃および胃食道接合部腺癌に対する CAP/ASCP/ASCO ガイドライン 2016 では，検索を行うブロックの選定の際には形態学的に WHO 分類での Low grade，Laurén 分類での intestinal type に相当する成分の多いブロックを選ぶことや，形態学的に複数の組織型が認められる症例では複数のブロックを検索に用いることを推奨している[10]。

2）腫瘍内不均一性（intratumoral heterogeneity）

　HER2 検査における腫瘍内不均一性（intratumoral heterogeneity）は，IHC 法での HER2 発現の程度や ISH 法での遺伝子増幅が異なる部分が，同一腫瘍内に不均一に分布することであり，胃癌では乳癌と比較して不均一性の頻度が高いことが知られている。図 4-1〜4-3 に代表的症

表 4-1　組織型（Laurén 分類）による HER2 陽性率：ToGA 試験（n＝3,619）[2]

	計（例）	HER2 陽性率（%）	HER2 陽性（例）	HER2 陰性（例）
Intestinal	1,884	32.2	607	1,277
Diffuse	1,098	6.1	67	1,031
Mixed	637	20.4	130	507
計	3,619	22.2	804	2,815

表 4-2　組織型（胃癌取扱い規約）による HER2 陽性率：JFMC44-1101 試験（n＝1,427）[4]

	計（例）	HER2 陽性率（%）	HER2 陽性（例）	HER2 陰性（例）
pap	38	36.8	14	24
tub 1	155	38.1	59	96
tub 2	353	33.1	117	237
por 1	359	19.8	71	288
por 2	347	7.8	27	320
slg	134	6.7	9	129
muc	41	12.2	5	36
計	1427	21.2	302	1125

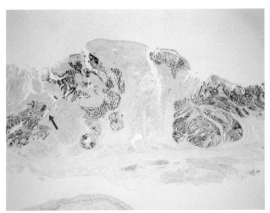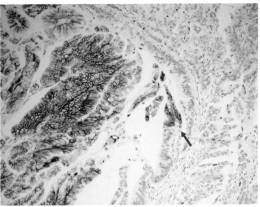

図 4-1　HER2 過剰発現の腫瘍内不均一性のみられる症例 1（摘出標本）
弱拡大像（左）では腫瘍全体の 50％をやや超える範囲で，IHC 3＋の強い発現が認められる。矢印部分の強拡大（右）では，乳頭状構築を示す癌の一部に，強発現部と発現のない部分との境界がみられる（矢印）。

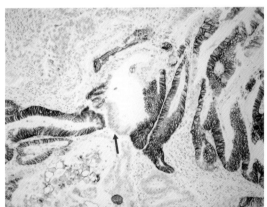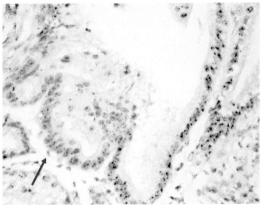

図 4-2　HER2 過剰発現の腫瘍内不均一性のみられる症例 2（摘出標本）
IHC 3＋の強い発現が認められる部分に混在して狭い範囲で，発現の低い部分がみられる（矢印）。DISH 法では IHC の強発現部にのみ一致して *HER2* 増幅が認められ（*HER2*/CEP17＝6.72），低発現部では遺伝子増幅が認められない（*HER2*/CEP17＝1.47）。[IHC 法（左）および DISH 法（右）]

例を示すが，その検討方法（IHC 法か ISH 法）や検索に用いた検体（生検検体か摘出検体），不均一性の評価は報告によりさまざまである。IHC 法での低発現例では過剰発現例よりも不均一性の頻度が高い傾向にあることや，IHC 法で不均一性のみられる症例には Laurén 分類での diffuse type や mixed type の例が多い傾向にあることが報告されている[11]。治療前の生検検体を用いた検討で，不均一性のみられない症例ではトラスツズマブを併用した化学療法に対する反応性が良いとの報告がある[12, 13]。

3)　生検組織と切除検体，原発巣と転移巣

原発腫瘍について生検組織と切除検体での HER2 陽性の判定は概ね一致し，同一症例で生検標本と摘出標本を比較した結果の一致率は 92.9％との報告がある[14]。わが国での検討では一致率は検索方法により異なり，IHC 法で 57.0％（κ＝0.224），FISH 法で 72.7％（κ＝0.313）と報告

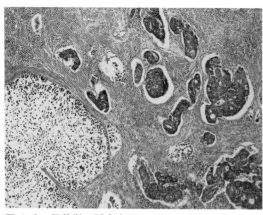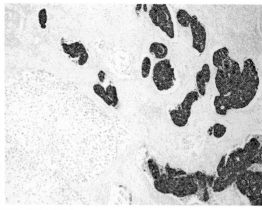

図 4-3　転移巣で腫瘍内不均一性の認められた症例（リンパ節転移）
リンパ節転移巣のうち右上の中〜低分化の成分では IHC 3＋の強い発現がみられるが，粘液湖を形成した左下の成分では発現が認められない。［HE 染色（左）および IHC 法（右）］

されている[15]。原発巣と転移巣を比較した結果についても一致するとの報告が多く，一致率80％以上の報告が多くみられる。転移巣として肝転移を検討し，87.5％が原発巣とで一致していた報告がある[16]。原発巣が陰性例での転移巣での陽性，逆に原発巣が陽性例での転移巣での陰性のいずれも認められ，HER2 過剰発現の不均一性が関与している可能性も指摘されている。

5. HER2 検査の精度管理

　胃癌 HER2 検査では，すべての検査段階および結果報告において一貫した品質が得られるようにする必要がある。胃食道接合部腺癌に対する CAP/ASCP/ASCO ガイドライン 2016 では，HER2 検査を実施する検査室に対し，同検査を検査室全体の品質改善プログラムに組み込むこと，品質改善のための適切なモニタリングシステムを確立することを強く推奨している[1]。また公的な外部精度管理プログラムに参加するか，それを代替する精度管理を実施することも強く推奨している。胃癌 HER2 検査を実施する検査室で，特に行う必要のある品質対策を表 5-1 に示す。

　胃癌 HER2 検査の条件の設定にあたっては，陽性コントロールとして当初 HER2 陽性の乳癌組織が用いられたかもしれないが，適切な組織が入手可能であれば，胃癌組織を用いることがより望ましい。適切な胃癌組織が得られない場合は，HER2 陽性の胃癌細胞株を用いてもよいが，設定方法について記録を残しておくことが望ましい。

　胃癌 HER2 検査の毎年参加可能な外部精度保証プログラムとしては，CAP サーベイが挙げられる。日本国内では，日本病理精度保証機構において同検査の精度保証事業が実施されたが，毎年度は実施されていない。適切な陽性コントロールを用いた内部精度管理を適切に行うとともに，外部施設との染色一致性についての確認等，補完的な外部精度保証システムを構築することが望まれる。なお，個別検査における陽性および陰性コントロールを記録するチェックリストは，品質向上プログラムに組み込み管理することが望ましい。

　また胃癌では HER2 発現の不均一性があるため，特に病理医と組織型との間の観察者間一致率に関する統計情報をモニタリングすることを考慮してもよい。胃癌 HER2 検査を実施する病理医の教育を継続的に行う必要があり[17]，特に乳癌と比較して少数の検査を行っている施設ではより重要である。

表 5-1　胃癌 HER2 検査を行う検査室で特に実施すべき品質対策

・胃癌組織を用いた染色条件の設定，確認
・陽性コントロールに胃癌組織を使用
・チェックリストを用いた検査過程の文書化
・外部精度管理プログラムへの参加
・継続的な病理医教育

参考文献

1) Bartley AN, Washington MK, Colasacco C, et al. HER2 Testing and Clinical Decision Making in Gastroesophageal Adenocarcinoma: Guideline From the College of American Pathologists, American Society for Clinical Pathology, and the American Society of Clinical Oncology. J Clin Oncol. 2017;35(4):446-64.

2) Bang YJ, Van Cutsem EV, Feyereislova A, et al; ToGA Trial Investigators. Trastuzumab in combination with chemotherapy versus chemotherapy alone for treatment of HER2-positive advanced gastric or gastro-oesophageal junction cancer (ToGA): a phase 3, open-label, randomised controlled trial Lancet. 2010;376(9742):687-97.

3) Terashima M, Kitada K, Ochiai A, et al. Impact of expression of human epidermal growth factor receptors EGFR and ERBB2 on survival in stage II/III gastric cancer. Clin Cancer Res. 2012;18(21):5992-6000.

4) Matsusaka S, Nashimoto A, Nishikawa K, et al. Clinicopathological factors associated with HER2 status in gastric cancer: results from a prospective multicenter observational cohort study in a Japanese population (JFMC44-1101). Gastric Cancer. 2016;19(3):839-51.

5) Gravalos C, Jimeno A. HER2 in gastric cancer: a new prognostic factor and a novel therapeutic target. Ann Oncol. 2008;19(9):1523-9.

6) Tanner M, Hollmén M, Junttila TT, et al. Amplification of HER-2 in gastric carcinoma: association with Topoisomerase IIalpha gene amplification, intestinal type, poor prognosis and sensitivity to trastuzumab. Ann Oncol. 2005;16(2):273-8.

7) Hofmann M, Stoss O, Shi D, et al. Assessment of a HER2 scoring system for gastric cancer: results from a validation study. Histopathology. 2008;52(7):797-805.

8) 胃がん HER2 検査病理部会. HER2 ATLAS 胃がん編 第二版, 中外製薬株式会社, 2018.

9) WHO Classification of Tumours of the Digestive System (World Health Organization Classification of Tumours), World Health Organization, 2010

10) Bartley AN, Washington MK, Ventura CB, et al. HER2 Testing and Clinical Decision Making in Gastroesophageal Adenocarcinoma: Guideline From the College of American Pathologists, American Society for Clinical Pathology, and American Society of Clinical Oncology. Arch Pathol Lab Med. 2016;140(12):1345-63.

11) Lee HE, Park KU, Yoo SB, et al. Clinical significance of intratumoral HER2 heterogeneity in gastric cancer. Eur J Cancer. 2013;49(6):1448-57.

12) Kaito A, Kuwata T, Tokunaga M, et al. HER2 heterogeneity is a poor prognosticator for HER2-positive gastric cancer. World J Clin Cases. 2019;7(15):1964-77.

13) Yagi S, Wakatsuki T, Yamamoto N, et al. Clinical significance of intratumoral HER2 heterogeneity on trastuzumab efficacy using endoscopic biopsy specimens in patients with advanced HER2 positive gastric cancer. Gastric Cancer. 2019;22(3):518-25.

14) Okines AFC, Thompson LC, Cunningham D, et al. Effect of HER2 on prognosis and benefit from peri-operative chemotherapy in early oesophago-gastric adenocarcinoma in the MAGIC trial. Ann Oncol. 2013;24(5):1253-61.

15) Yoshida H, Yamamoto N, Taniguchi H, et al. Comparison of HER2 status between surgically resected specimens and matched biopsy specimens of gastric intestinal-type adenocarcinoma. Virchows Arch. 2014;465(2):145-54.

16) Saito T, Nakanishi H, Mochizuki Y, et al. Preferential HER2 expression in liver metastases and EGFR expression in peritoneal metastases in patients with advanced gastric cancer. Gastric Cancer. 2015;18(4):711-9.

17) Kushima R, Kuwata T, Yao T, et al. Interpretation of HER2 tests in gastric cancer: confirmation of interobserver differences and validation of a QA/QC educational program. Virchows Arch. 2014;464(5):539-45.

― 索 引 ―

乳癌・胃癌 HER2 病理診断ガイドライン

2015 年 12 月 25 日	第 1 版発行
2021 年 4 月 20 日	第 2 版第 1 刷発行
2023 年 6 月 10 日	第 2 刷発行

編　集　一般社団法人　日本病理学会

発行者　福村　直樹

発行所　金原出版株式会社
　　　　〒113-0034 東京都文京区湯島 2-31-14
　　　　電話　編集 (03) 3811-7162
　　　　　　　営業 (03) 3811-7184
　　　　FAX　　 (03) 3813-0288　　　　　　　©日本病理学会, 2015, 2021
　　　　振替口座　00120-4-151494　　　　　　　　　　　検印省略
　　　　http://www.kanehara-shuppan.co.jp/　　　 *Printed in Japan*

ISBN 978-4-307-05054-8　　　　　　　　　　　印刷・製本／教文堂

WEB アンケートにご協力ください

読者アンケート (所要時間約 3 分) にご協力いただいた方の中から
抽選で毎月 10 名の方に図書カード 1,000 円分を贈呈いたします。
アンケート回答はこちらから ➡
https://forms.gle/U6Pa7JzJGfrvaDof8